健康与小康丛书

介入修补"生锈"的血管

总 主 编	祝益民
主 编	莫 伟　向 华　李海燕
副 主 编	姚袁晖　李 燕　李 慧[1]

编 委 会　（按姓氏拼音排序）

蔡煌兴　陈秀梅　邓智超　方志勇　高 岚　龚妙玲　何喜美
黄爱珍　康超文　李 慧[1]　李 慧[2]　李 燕　李 颐　李海燕
李孝龙　李玉辉　刘佩莹　刘小芸　刘雪莲　刘智超　龙 林
龙 瑶　龙璇毅　莫 伟　欧阳尚　卿蒲姣　孙 林　谭胜兰
田 华　王金萍　王雪梅　吴 博　向 斌　向 华　谢 鑫
徐 珊　颜 鹏　阳秀春　杨际沧　姚袁晖　尹利平　余登峰
袁 静　张 浩　张永慧　张永琎　赵俐红　郑玉婷　周碧芳

秘 书　龙璇毅

参编单位　（按单位名称拼音排序）

安徽省立医院

东南大学附属中大医院

广东省人民医院

广州市妇女儿童医疗
　中心

哈尔滨医科大学附属第
　四医院

海军军医大学附属长海
　医院

1 湖南省人民医院/湖南师范大学附
　属第一医院健康体检中心

2 湖南省人民医院/湖南师范大学附
　属第一医院介入血管外科

江苏省人民医院

南京医科大学附属南京医院

南昌大学第二附属医院

四川大学华西医院

中山大学附属第三医院

科学出版社

北京

内 容 简 介

本书采用科普语言并穿插漫画的形式，如采用比拟的手法和案例小故事的形式，将晦涩难懂的专业术语，通俗化地向读者说明和解答。全书共三部分，第一部分概述人体血管的基本解剖和生理功能；第二部分介绍血管疾病的症状、检查和治疗手段，包含心血管、脑血管、外周血管常见疾病，对血管疾病的介入诊治方法进行了重点介绍；第三部分为血管疾病的预防保健知识，包括对血管疾病症状的认识，血管疾病相关的饮食、生活习惯和康复锻炼方面的内容。

本书语言生动，知识深入浅出，适合相关专业医护人员掌握了解，也适合向广大患者及家属普及介入医学的知识。

图书在版编目（CIP）数据

介入修补"生锈"的血管 / 莫伟，向华，李海燕主编. —北京：科学出版社，2018.11

（健康与小康丛书 / 祝益民总主编）

ISBN 978-7-03-059192-0

Ⅰ.①介… Ⅱ.①莫… ②向… ③李… Ⅲ.①心脏血管疾病–介入性治疗 Ⅳ.①R540.5

中国版本图书馆 CIP 数据核字（2018）第 239953 号

责任编辑：朱 华 / 责任校对：郭瑞芝
责任印制：徐晓晨 / 封面设计：陈 敬

科 学 出 版 社出版

北京东黄城根北街 16 号
邮政编码：100717
http://www.sciencep.com

北京虎彩文化传播有限公司印刷
科学出版社发行 各地新华书店经销

*

2018 年 11 月第 一 版 开本：A5（890×1240）
2021 年 1 月第三次印刷 印张：4
字数：124 000

定价：29.00 元

（如有印装质量问题，我社负责调换）

主 编 简 介

　　祝益民　主任医师、博士、二级教授、博士研究生导师、湖南省人民医院院长、湖南师范大学校长助理、湖南省急救研究所所长。现任国际应急学会医学应急委员会委员、中华医学会急诊医学分会常委兼儿科急救学组组长、中国医学救援协会常务理事、中国医师协会儿科医师分会副会长、国家"十二五"重大科技支撑计划首席专家，享受国务院政府特殊津贴。从事急诊急救临床、科研工作近 30 年，承担国家自然科学基金等科研课题 20 项，开展临床新技术 30 余项，发表专业论文 18 篇，主编医学专著 10 部，获省部级科技进步奖 8 次。

　　莫伟　主任护师、硕士、硕士生导师、湖南省人民医院介入血管外科学科护士长。现任中国医师协会介入医师分会围手术专业委员会副主任委员、中华医学会放射学分会放射护理专业委员会委员兼秘书、青年学组组长、中华护理学会心血管护理专业委员会青年学组委员、湖南省医学会介入医学专业委员会介入护理学组组长、《中华介入放射学电子杂志》通讯编委、湖南省介入专科护士培训基地授课教师。致力于研究介入血管外科病房护理管理、临床护理、专科护士培训等，主持省级科研课题 3 项，获国家实用新型专利 3 项，主编参编著作 8 本，发表论文 20 余篇，曾获湖南省护理学会第七届优秀论文奖一等奖、第三届中国放射护理学术大会优秀论文一等奖。

　　向华　主任医师、硕士生导师、湖南省人民医院副院长、介入血管外科大科主任。现任中国医师协会介入医师分会急诊介入专业委员会主任委员、中华医学会放射学分会介入放射学组副主任委员、湖南省介入医学临床医学研究中心主任、湖南省医学会介入医学专业委员会主任委员、湖南省放射介入医疗质量控制中心主任、湖南省医院协会血管病综合诊疗管理专业委员会主任委员、湖南省健康管理学会血管健康管理风险评估与管理专业委员会主任委员等，享受国务院政府特殊津贴。在介入医学、血管外科领域以及医院管理方面具有很深的造诣，热心于科普和宣传工作，主持省级重点课题 6 项，参与国家部级重点研发科研课题 1 项，参编著作数本，发表论文 20 余篇，曾获得第十三届湖南医学科技奖三等奖。

李海燕 副主任护师，海军军医大学附属长海医院血管外科护士长。现任中国医师协会腔内血管学专业委员会护理专业委员会主任委员、国际血管联盟中国分部护理专业委员会主任委员、中国微循环学会周围血管病专业委员会护理专业委员会副主任委员、中华医学会放射学会分会放射护理专业委员会青年学组副组长。美国斯坦福医学中心、美国克利夫兰医院访问学者，主持上海市基金课题、院校基金课题 5 项，发表论文 60 余篇，主编（副主编）专著 8 部，参编专著 10 余部，获国家实用新型专利 10 项，外观专利 1 项，曾被评为上海市优秀青年护理人才，获军队医疗成果奖三等奖、上海市护理工作改进成果奖。

前　言

人体血管总长近 10 万公里，如果首尾相接，可以绕地球 2.5 圈。血管作为运输血液的管道，在体内纵横交错，形成"管网"。"管网"的任何部分发生狭窄、硬化、堵塞或破裂等，都会导致血管性疾病的发生。随着社会进步和人们生活条件的改善，血管疾病正以高发病率、高致死致残率等严重影响人们的健康，并且呈现年轻化趋势，特别是心脑血管疾病已经成为目前导致死亡的主要杀手，如急性心肌梗死、脑出血、主动脉夹层等疾病常常瞬间就取人性命。

血管疾病的表现多种多样，如有的仅有皮肤颜色改变或局部红肿，有的可能表现为不典型的疼痛等，由于人们对血管疾病的认识不足，使得早期没有得到重视，或者常常被误诊误治，从而导致严重的后果。

研究和临床经验表明，吸烟、不合理饮食、肥胖等都是血管性疾病的相关因素。养成健康的生活方式，就能有效预防血管性疾病。为帮助大众增进对血管性疾病的认识，呵护血管，"养护"好人体的"管网"系统，保持其通畅，维持其健康，做到早预防、早诊断、早治疗、正确康复，由湖南省人民医院牵头，以中华医学会放射学分会放射护理专业委员会青年学组、湖南省介入医学临床医学研究中心、湖南省医学会介入医学专业委员会等为桥梁，组织国内数十家大型省级医院医护专家编写本册图书。

本书采用科普语言并穿插漫画的形式，如采用比拟的手法和案例小故事的形式，将晦涩难懂的专业术语，通俗化地向读者说明和解答。全书共三部分，第一部分概述人体血管的基本解剖和生理功能；第二部分介绍血管疾病的症状、检查和治疗手段，包含心血管、脑血管、外周血管常见疾病，对血管疾病的介入诊治方法进行了重点介绍；第三部分为血管疾病的预防保健知识，包括对血管疾病症状的认识，血管疾病相关的饮食、生活习惯和康复锻炼方面的内容。

本书语言生动，知识深入浅出，适合相关专业医护人员掌握了解，也适合向广大患者及家属普及介入医学的知识。

莫　伟　向　华　李海燕

2018 年 5 月

目　录

1 认识人体内的"水网"——血管系统

血液循环系统是血液在体内流动的通道，分为心血管系统和淋巴系统两部分。这里我们说的循环系统指的是心血管系统。

心血管系统是由心脏、血管（包括动脉和静脉）、毛细血管及血液组成的一个封闭的运输系统。心脏不停地跳动提供动力，推动血液在动脉中流动。通过左心室输出新鲜血液，为机体的各种细胞提供了赖以生存的物质，包括营养物质、氧气和其他人体必需物质等；然后通过静脉带走组织细胞代谢的产物及二氧化碳等。含氧低的静脉血回流到右心房、右心室，再经肺动脉在肺部进行气体交换，排出二氧化碳吸收氧气，通过肺静脉回到左心房。

上述过程包含了人体的循环系统，体循环和肺循环。体循环途径：左心室→主动脉→全身各级动脉→毛细血管网→各级静脉→上下腔静脉→右心房。肺循环途径：右心室→肺动脉→肺部毛细血管→肺静脉→左心房（图1-1）。

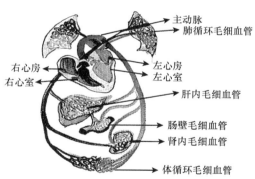

图1-1　人体血液循环系统示意图

如将血液循环系统比作城市的水网系统，心脏就好比自来水厂，输出新鲜干净的水通过自来水管（动脉）送到千家万户（各组织器官细胞）；用后的污水又通过回水管道（静脉）返回污水处理处（肺部）再回到自来水厂，或者排到江河湖海及蒸发（排尿、排便或出汗）。不管是水厂出了问题，还是自来水管或回水管道出问题，生活都会受到极大的影响。维持血液循环系统于良好的工作状态，是机体得以生存的必备条件。

下面就让我们简单认识一下人体内的水网都有哪些特征吧！

1.1　心脏

　　心脏是人体中最重要的一个器官,主要功能是为血液流动提供动力,把血液运送至身体各个部分。人类的心脏位于胸腔中部偏左,外形像桃子,位于横膈之上,两肺间偏左,体积约相当于本人的拳头大小,重量约 250 克。主要由心肌构成,内部有四个空腔,上部两个是心房、下部两个是心室。心房和心室的舒张和收缩推动血液循环,向器官、组织提供充足的氧和各种营养物质,并带走代谢的终产物（如二氧化碳、尿素和尿酸等）,使细胞维持正常的代谢和功能。心房与心室都与血管相通,体循环回到右心房的血管是静脉血管；左心室发出的血管是动脉血管。心房与心室之间的是房室瓣,心室与动脉之间的是动脉瓣,都可以保证血液单向流动,不能倒流。心肌收缩时,推动血液进入动脉,流向全身；心肌舒张时,血液由静脉流回心脏（图 1-2）。

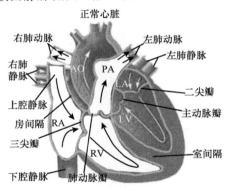

图 1-2　心脏血流方向示意图

　　心脏像水泵一样,通过动脉把血液输送到全身,将氧气和营养成分带到身体的各个部位。而体循环的静脉则是把含氧量低的血液再次输送回心脏。同时,心脏本身也需要血液的营养供应才能正常运转,这就是通过心脏的冠状动脉系统来完成。如果过多摄入油脂和富含胆固醇的食物,它们的沉淀物会在冠状动脉的血管壁上沉积；或者冠状动脉本身硬化,都会使供应心脏的血管变得狭窄,管路不通,引发冠心病。

1.2　动脉

　　动脉（图 1-3）是由心室发出的血管,在行径中不断分支,愈分愈细，小动脉最后移行为毛细血管。动脉管壁较厚，平滑肌较发达，弹力纤维较多，管腔断面呈圆形，具有舒缩性和一定的弹性，可随心脏的收缩、血压的高低而明显的搏动。动脉管壁的功能是心室射血时，管壁扩张；心室舒张时，管壁回缩，促使血液继续向前流动。

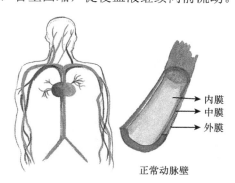

内膜
中膜
外膜

正常动脉壁

图 1-3 动脉结构示意图

众所周知，自来水管如果生锈了，水流就会越来越小，最后完全堵塞；或者水管持续压力大，就会扩张或膨出，一旦爆裂，远端水流中断，得不到水源供给。血管也是一样：肥胖人群往往都有着高血脂，时间久了血脂都沉积在血管内，最后形成动脉硬化，导致血管"生锈"（图 1-4）。动脉遍布全身，动脉硬化也是全身性的。如果心脏冠状动脉堵了，心肌缺血可以导致心肌梗死；脑动脉堵了，可以形成卒中；肾动脉堵了，可以导致肾功能衰竭；腿上的动脉堵了，走一段路腿就会痛，甚至可导致肢体坏死。

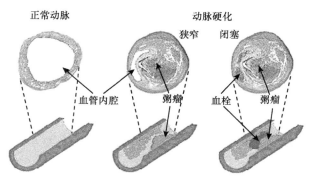

正常动脉　　　　　　动脉硬化
　　　　　　　狭窄　　闭塞

血管内腔　　粥瘤　　血栓　　粥瘤

图 1-4 动脉疾病的基本原理

1.3 静脉

静脉起自毛细血管，从全身各器官组织运送血液返回心脏。静脉的管壁较薄，管腔大，弹性较小，内压较低，血流慢。较大的静脉，特别是四肢的静脉，管腔内具有半月状瓣膜，瓣膜顺血流方向打开，逆血流方向关闭，有防止血液倒流的作用。体循环的静脉中的血液含有较多的二氧化碳，血色暗红。

静脉好比污水"回水管"，收集"废水"，运输废物至废水处理处（肺部）。一旦"回水管"不通畅，就会导致血液淤滞或反流，静脉迂曲、扩张（图1-4）。身体多个部位的静脉均可发生静脉曲张，最常发生的部位在下肢、食管胃底等。如果不予干预，迂曲的静脉内血液压力逐渐升高，可导致血管破裂出血，加之局部代谢废物不能及时运走，还可引起溃烂、感染等问题。

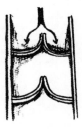 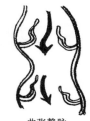

正常血管　　　　　曲张静脉

图1-5　静脉曲张形成示意图

除此以外，静脉系统常见的问题还包括血栓形成，就好比污水里的杂质成团了。静脉血栓的形成会加重血管的堵塞，造成局部疼痛、肿胀；更危险的是如果这个血栓随着血流方向到达心脏后，就可进入肺循环，堵塞肺动脉，影响"废水"处理，使人体因急剧缺氧而死亡！

总而言之，人体血液循环系统任何一个部位或环节发生问题，都会影响局部的营养和氧气供应、废物运输、净化再利用等，引发严重的问题。由于血管问题在人体表面是看不到的，且日积月累的隐形病变多，许多不为大众所知，一旦表现出来疼痛、皮肤等问题时已经比较严重了。因此，掌握一定的血管方面医学知识，可以帮助大众做到早预防、早治疗、早康复！

（高　岚　莫　伟）

2 "水网"检修——血管疾病的检查和治疗

2.1 如何检查"水网"——常用的血管检查方法

2.1.1 血管疾病自查有三招

机器运转需要提供能源，也会产生废物。人体就是一台分分秒秒不停运转的机器，养分由体循环的动脉血管运输，体循环的静脉血管和淋巴管则排污，大大小小的血管星罗棋布像"水网"一样遍及全身各处，日复一日、年复一年地辛勤劳作，它们需要养护、检修。血管有看得到的，有摸得着的，有病时还可以体验到一些异样的感觉，只要我们用心，每个人都可以尝试着给自己当医生，检查自己的血管健康情况。下面教的几招是人人都能学会、做得到的自查方法！

第一招　看一看、摸一摸

一看肢体形态。正常肢体各对称部位大小形态基本一致。若出现不对称或局限性饱满、肿胀，手指压下去有凹陷，是出现水肿了，通常还伴有胀满感或压迫感，提示静脉或淋巴管不通畅，多见于静脉血栓形成；也可以因"回水管"受邻近部位肿物压迫所致；深静脉血栓形成时还伴局部皮肤温度增高。如在散步、慢跑等运动中腿痛甚至肢端发麻，被迫停下休息后可自行缓解，则提示可能动脉血管不通畅。

如小腿青筋暴露，呈局限性条状或蚯蚓团块状隆起，提示大隐静脉曲张。一般开始无不适或久站时发胀，有晨轻夜重的特点，是长期从事站立工作者的常见病。

二看皮肤颜色。正常人肢体对称部位颜色基本一致。如出现对称部位皮肤颜色不一，伴或不伴有肢端麻木不适时，应警惕动脉血管疾病。检查方法：平卧于床，双下肢抬高 45°，持续约 30 秒后，若逐渐出现一侧皮肤变白或变为花斑状发绀情况时，就坐起并将双下肢自然下垂，如发白皮肤颜色发生由苍白→潮红→恢复正常的变化，是典型的动脉病变导致缺血的早期表现。

三摸脉搏。通常我们摸的脉搏是双上肢桡动脉搏动，以手指的感觉来计数搏动次数，体会搏动节律、强弱，从而判断血管的紧张度及管壁的柔韧性，间接评估血压和血管壁的弹性。如果你触摸到的血管搏动增强，管壁像紧绷的弦一样，这就是动脉硬化或高血压的典型脉搏；如果两侧脉搏强度明显不一样，可能是患了血管病。脉搏与心跳通常一致，因此通过触脉搏还可间接了解心跳。触脉搏方法：一只手的食指、中指、无名指并拢且自然弯曲，从另一只手臂背面绕至掌面大拇指下方，指尖掌面平放于近手腕处并稍平压，就可感觉到桡动脉搏动，持续触压一分钟，如此左右手交叉进行（图 2-1）。

下肢血管因远离心脏，且受身体重力影响，更容易患血管疾病。要了解下肢脉搏就触摸足背动脉搏动，足背动脉在足背正中最高处搏动最明显（图 2-2）。

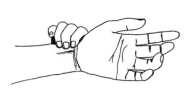 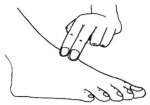

图 2-1　桡动脉脉搏触诊方法　　　图 2-2　足背动脉触诊方法

若有单腿怕冷、易疲劳，就要警惕下肢动脉病变；如果你走一段路后腿酸痛得走不动了的时候，就坐下来摸摸足背动脉，这时你怎么也摸不到搏动了，休息一会后搏动才会恢复，随之行走也能继续，这种现象医学上叫间歇性跛行，是下肢动脉疾病早期，堵塞还不太严重，血管灌流区组织轻度缺血的典型表现；随着血管堵塞程度加重，症状就越来越严重，每次走的路程越来越短，需要休息的时间越来越长，皮肤温度也会降低。

若出现不对称性或局限性发冷、麻木、疼痛甚至间歇性跛行，检查发现病变处变形、变小、变干，是慢性缺血导致肌萎缩的典型表现，见于动脉病变如下肢动脉硬化症。

第二招　测一测

选用经济、方便、环保的上臂式电子血压计经常自测血压、心率。

测量方法：平卧或坐位，被测上臂掌心向上，外展 45°；保持上臂、心脏、血压计基本在同一平面，排空袖带内气体，将袖带气导管朝下并与中指方向一致，下缘距肘弯横皱 2～3 厘米，平整束缚，松紧度以能伸进一指为宜（图 2-3）。

按压开关键，袖带就会自动充气-放气，屏幕会显示三个数值，第一个是高值叫作收缩压，第二个是低值叫作舒张压，第三个是脉搏。如充气时袖带黏合处裂开,应重新绑袖带。连续测量两次,间隔时间 2 分钟,分别取两次的收缩压平均值和舒张压平均值并记录。如两次血压测值相差＞5mmHg,应休息 2 分钟后再测一次,取三次的平均值并记录。

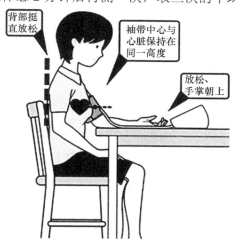

图 2-3　测量血压的正确姿势

温馨提示:要确保电子血压计工作性能良好,须定期到诊所请医生用台式血压计比对。

高血压和动脉硬化是"孪生姐妹",互为因果、互相促进。成人理想血压＜120/80mmHg,正常血压 90～139/60～89mmHg,如血压经常波动于 140/90mmHg 上下,可能是高血压前期;如血压持续≥140/90mmHg,可能已患高血压,都应及时到心血管内科诊疗。

如果有视力下降、视物模糊、眼疲劳时要及时到眼科检查眼底,因为眼底的血管是全身唯一用肉眼能直观、清晰地看到的血管,眼底血管的变化与全身血管的变化完全一致,而且颅内的有些疾病也能在眼底血管显示,故医学上把眼底血管称为"窗口"。

第三招　量一量

通过测量身高、体重,计算体重指数,评价体重是否正常。测量方法:双足并拢站直站稳,屏幕自动显示数值。体重指数计算公式:体重指数＝体重÷身高^2(kg/m^2)。体重指数 18.5～23.9 为正常,24～27.9 为超重,≥28 为肥胖。超重和肥胖与一切心脑血管疾病发生发展密切相关。

这三招是不是非常简单呢?您学会了吗?如果自查后的结果可疑或

不正常，就应及时到医院去看医生，千万不要延误病情。

（李 慧[1] 莫 伟）

2.1.2 筛查血管病，血管彩超经济又简便

心脑血管病变的严重性已经众所周知了，但很多人没有意识到，除了心脑血管疾病外，外周血管疾病的危害同样严重，甚至也会致人死亡。它们拥有一个共同的名字——血管病。

头痛医头、心痛医心、脚痛医脚，对不对？

这个命题是错误的，但存在一定的科学联系性，无论是脑、心脏还是脚，它们可能存在同一个"病根"：这些部位的供血血管出毛病了，表现为血管堵了、破了或畸形了。

脑动脉堵了，脑卒中来了；冠状动脉堵了，心绞痛来了；下肢动脉堵了，抱足而泣，夜不能寐，是为下肢动脉硬化闭塞症；小腿布满"蚯蚓"，这些"青筋"就是扩张的静脉，是为下肢静脉曲张……这些都是血管病。

彩超，快速破案的利器

有什么方法第一时间把这些血管病找出来？

血管彩超检查，就是血管病的破案高手！血管病的检查项目还有 CT（计算机 X 线断层扫描）、磁共振、DSA（数字减影血管造影）等，相比之下，血管彩超迅速、无创、准确，是诊断血管病的筛选利器，某些血管病可通过血管彩超检查直接确诊。

什么疾病需要做血管彩超检查？

以下这些情况医生最可能给您预约血管彩超。

1. 动脉粥样硬化　这样的患者在动脉内形成了被称为"斑块"的脂肪块，导致动脉的狭窄或闭塞。动脉粥样硬化可以发生在身体的不同部位，最常见的包括颈动脉、冠状动脉（心脏）、肾动脉、下肢动脉等。

2. 深静脉血栓形成（也称为 DVT）　是指血液在深静脉（多见于下肢）内不正常的凝固形成血栓，使静脉管腔部分或完全阻塞。

3. 下肢静脉曲张　最常见的就是因为下肢静脉内的瓣膜不能正常工作，导致了血液蓄积于腿部，血液回流受到影响。

4. 血管瘤或血管畸形　常发生于皮肤及软组织内，也可发生于大动脉（如腹主动脉瘤等），通过血管彩超可以和实体瘤相鉴别。

5. 血管破损　即血管破了，周围可形成血肿或假性动脉瘤改变。

血管彩超检查对人体有害吗？

老百姓都知道，X 线、CT、DSA 等检查有一定的辐射危害性，而超声波是一种高频率的声波，它没有放射性，对人体安全无害，可广泛应用于全身各器官系统以及产前对胎儿的检查，对孕妇也是比较安全的。

做 B 超检查时需在探头上抹上一种液体，该液体是耦合剂，目的是使探头与皮肤之间良好接触，有利于声波的传导并提高成像质量。耦合剂是水溶性液体，对人体无毒、无害，检查后擦净或用温水清洗即可。

血管病高危人群需要做血管彩超检查

血管疾病的发生与社会形态、生活习惯息息相关，产生了日益增多的血管病高危人群，例如：

（1）高龄。

（2）吸烟。

（3）肥胖。

（4）三高：高血压、高血脂、高血糖（糖尿病）。

（5）精神紧张、生活节奏快。

（6）少运动的"宅"一族。

为什么建议把血管彩超检查纳入常规体检？

脑卒中和急性心血管疾病（心绞痛、心肌梗死）是造成死亡人数最多的两个疾病，而这两个疾病的病因均为血管出了问题（脑动脉和心脏的冠状动脉）。近 20 年来，现代医学飞速发展，但这两个疾病的死亡率有增无减！除了大家熟知的脑卒中和心血管疾病外，外周动脉疾病中的动脉硬化闭塞症和主动脉瘤的直接后果是截肢或动脉瘤破裂死亡！如果某个人心脑血管出了毛病，外周血管也好不到哪去！

社会形态的变更导致生活习惯的改变，越来越多的"社会人"纳入了血管病的高危人群。血管彩超建议纳入常规体检项目，除了上述高危因素外，有过卒中和心脏病发作病史的人群更是需要血管彩超检查！

（姚袁晖）

2.1.3　图像像根雕的 CTA 检查

您有想象过人体内的血管就像大树的树根一样吗？虽形态各异，却是全身器官、脏器的重要供血来源。而 CTA 检查就像一幅一幅的根雕作品，通过 CT 扫描和计算机处理，把需要检查部位的血管以一幅幅作品的形式展示出来，哪根树枝发育不良？哪根树枝上长了 "瘤子"？又或是哪根树枝被折断……都可以通过这一幅幅的作品看得很清楚。

　　CTA 是指血管造影的简称，是一种无创性的血管成像检查方法，该检查方法通过向患者的周围静脉血管快速注射一种使检查部位的血管显

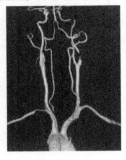

影的药物（碘对比剂），然后 CT 设备对要检查的血管在药物充盈的高峰期进行快速数据收集，后期再通过计算机对图像进行三维重建，去掉皮肤、肌肉、骨骼等不需要显示的结构，只显示三维的血管结构和内脏结构，就可以得到检查部位的血管影像。近年来，CTA 的扫描速度逐渐加快，分辨率也逐步提高，对全身很多部位的血管（包括动脉和静脉）均可以直观观察（图 2-4）。

图 2-4　颈部血管 CTA 图片

CTA 检查的优势

　　可以显示血管腔里面、血管腔壁和血管腔外病变，可以显示大范围血管，也可以高分辨精细显示小范围小血管。总体来说，全身各大脏器的血管都可以行 CTA 检查，对大脏器的血管可以显示到 3～4 级分支水平。肺动脉 CTA 甚至可以显示更细小血管。由于可以显示很清晰的细小血管，而且可以从不同角度显示图像，因此对于很多细小的病灶或血管性病变的诊治，CTA 具有较强的优势。

CTA 检查涉及的血管

　　全身血管均可能涉及，例如头部、颈部、胸部、腹部、肝脏、肾脏等部位的动脉或静脉，冠状动脉，某个器官灌注扫描等检查。

CTA 检查所用药物

　　临床上广泛使用的是碘对比剂；临床中为获得更优质的血管图像，目前普遍使用碘浓度更高的对比剂。

CTA 检查的流程

　　患者持检查预约单到达放射科，放射科护士会评估患者是否有检查的禁忌证，如果无特殊的禁忌证，会给患者建立静脉通道，然后经历 CT

扫描,高压注射碘对比剂,观察有无不良反应,无不良反应再离开。

CTA 检查前的注意事项

(1)具有甲状腺功能亢进的患者不得使用碘对比剂;如果怀疑患者有甲状腺功能亢进,患者需检查甲状腺功能后再由医生判断是否行该检查。

(2)CT 检查具有一定辐射性,婴幼儿、儿童、备孕及怀孕的女性患者在检查前需要根据自己的具体情况确认检查的必要性,向医生咨询后再行检查。

(3)既往行增强 CT 检查发生药物不良反应的患者不建议行 CTA 检查。

(4)患者如果有肾脏功能不全、肾衰竭、肾移植等情况,或者伴服用二甲双胍降糖药的情况,应向放射科医护人员提供肾脏功能相关指标的检查结果,由工作人员判定是否有检查的禁忌证或是否需要停服二甲双胍药物。

(5)患者在检查前应告知放射科医护人员自己的体重,以方便放射科医护人员根据患者的体重计算检查需要的药量。

(6)检查当日,患者无须禁食禁饮、无须停止正在服用的药物;穿刺部位需取下手镯等装饰物及受检部位异物,如假牙、发夹、项链等饰物;气管切开的患者需更换为非金属气切导管以避免产生金属伪影。

(7)儿童检查前需充分镇静,熟睡后扫描,保证一次成功,避免儿童接受二次辐射。扫描前给患者非扫描部位佩戴铅围脖或铅围裙做好辐射防护工作,非必要情况无须家属留陪。

(8)血液透析患者如果要进行 CTA 检查,不需要在检查前后额外增加血液透析来清除对比剂。

CTA 检查中的注意事项

(1)CTA 扫描时需保持一定的体位,避免检查中自己移动位置,产生运动伪影,影响图像质量而不利于疾病诊断与治疗。患者可在医务人员的指导下进行吸气、屏气的训练,以获得最佳图像。

(2)检查过程中护理人员会在静脉快速注射碘对比剂前,采用高于对比剂注射的速度静脉注射生理盐水,以观察穿刺处是否有对比剂外渗风险。

(3)推注碘对比剂时,患者可能出现全身发热或发麻的普通反应。另外,由于推注速度快、压力较大,碘对比剂使用量较大,患者可能因自身血管条件欠佳等发生静脉外渗的风险。

(4)如果患者不配合、意识不清,检查过程中需家属穿铅衣陪伴,并观察患者的反应至扫描结束,如患者出现呕吐、对比剂外渗、躁动等情况,则应立即用手势示意护士或技师,停止扫描。

CTA 检查后的注意事项

（1）患者检查完成后，需在放射科观察区域停留至少 30 分钟后查看，如果无不适，方可离开。

（2）极少数的患者可能在检查后 1 小时内出现碘对比剂不良反应。轻者表现为局部皮疹、皮肤瘙痒，严重者可能会出现颜面部、眼睑和咽喉部水肿、支气管痉挛和呼吸困难，甚至发生休克或呼吸心脏骤停，医护人员会根据患者的不同症状立即采取抢救措施。

（3）患者在检查前 4～6 小时至检查后的 24 小时内，可通过多饮水的方法促进碘对比剂的排泄，需平均每小时饮用约 100ml 水。

（赵俐红）

2.1.4　磁共振有辐射吗？

老刘患糖尿病 20 多年了，最近突然感到脚发凉，对温度和疼痛的感觉明显减退，而且走了一段路程以后，出现一侧或双侧腰酸腿痛，下肢麻木无力，蹲下或坐下休息片刻后，症状可以很快缓解，仍可继续行走，再走一段时间后，上述状态又再度出现。老刘的女儿就上网查了一下，这个病好像属于血管方面的病，所以她领着老刘挂了血管外科的号，医生摸了摸足背动脉，摸到足背动脉搏动减弱。医生建议老刘做 CTA，先做碘过敏试验，结果老刘碘过敏试验阳性，医生又为老刘开了磁共振检查。这时，老刘的疑虑就来了，他问：

"大夫我做这个磁共振辐射大不大啊？"

"核磁有没有辐射，会不会对我造成伤害？"

"做这个检查危险不危险啊？"

其实不只是患者有疑惑，其他科室的同事也经常会有这方面的问题，下面就给大家简单介绍一下磁共振检查。

什么是磁共振

人们通常所说的磁共振医学上称为核磁共振成像（NMRI），它是利用原子核在强磁场内发生共振所产生的信号经过图像重建成像的一种成像技术。为避免"核"字引起人们恐惧并消除 NMRI 检查有核辐射之虞，学术界已将核磁共振改称磁共振（MR）（图 2-5）。所以以后大家不要再谈"核"色变了，我们的 MR 检查与核电站可是两码事，并不会出现什么危险哦！

简单来说，MR 确实存在"辐射"，但是没有电离辐射，它是磁场成像，是对人体并无危害的"电磁辐射"，就是对胎儿也是可以进行 MR 检查的，但是目前不推荐 3 个月以内的胎儿做 MR 检查。

注意：做 MR 检查的危险的闹剧

2017 年 7 月 4 日，某医院 MR 室内发生一起危险的闹剧。一名患者做完检查后，家属为了尽快把患者接出检查室，一时心急将轮椅推进了 MR 室内。由于磁共振仪当时处于待机状态，仍具磁性，因此金属制轮椅被迅速吸附到仪器上。事件虽然没有造成患者受伤，却令所有医生捏了一把汗。

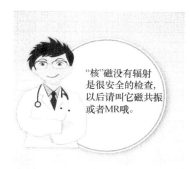

图 2-5　（核）磁共振没有辐射

对于患者和工作人员来说，MR 室最大的危险就是那些接近磁体的铁磁性物质，磁共振设备周围（5 米内）具有强大磁场，严禁患者和陪伴家属将所有铁磁性的物品及电子产品靠近、带入检查室。任何人携带的铁磁性物质，可能在无意间靠近磁体的过程中，因受到强烈磁力的吸引作用而突然飞向磁场中心，并牢固地吸附在磁体上。这一运动过程，极有可能伤害到人体！更有一些不知情的家属会把轮椅、拐杖、病床等大型铁磁性物体往扫描间里推，不仅会伤及人体，还有可能损坏仪器设备，造成重大安全隐患。所以，严格禁止将铁磁性物体和相关设备带入扫描间！医学影像专家表示，MR 检查虽然对患者来说十分安全，但检查时的注意事项需要严格遵守，切不能视同儿戏。

什么样的人不适合做 MR 检查呢？

（1）首先体内有金属植入物的人群：心脏支架、动脉瘤夹、宫内节育器、人工关节置换等，需获知这些设备兼容性和生产厂商的书面材料，如确认由非铁磁性物质（钴铬镍合金、镍钴铬钼合金、钛、钛合金、镍钛合金）制成，建议患者可接受 1.5T 或 1.5T 以下场强的 MR 检查。弱铁磁性的置入物则建议术后 6~8 周后接受 MR 检查；心脏起搏器和埋藏式复律除颤器，不建议做 MR 检查。虽然，目前一部分心脏起搏器厂商研究证明：部分起搏器可以接受低场强 MR 检查，但普遍来看，仍为 MR 检查的禁忌证。

（2）考虑到射频脉冲有可能引起人体发热现象，所以高热的患者不建议做 MR 检查。

（3）幽闭恐惧症的患者可根据个体情况尝试。

（4）孕妇最初 3 个月之内，应慎重接受 MR 检查。

MR 检查注意事项有哪些呢？

1. 耳塞　MR 检查音量较大，可达 82～118 分贝，所以最好提前戴上耳塞。

2. 检查时间较长　标准的检查一般 15 分钟，但也有可能延长的情况，所以建议检查前吃点东西，并去一下卫生间，排空大小便。

3. 克服心理恐惧　如果对检查过于恐惧，可以在进入机器前闭上眼睛，在整个过程不要睁开眼睛，并想象一些有趣的事情；检查中不要乱动，如果移动了就要重新做一遍；MR 检查使用的是强大的磁场和无线电波，没有 X 射线，因此不必担心辐射危险。

4. 严禁带入检查室的物品　所有通讯类物品；各种磁性存储介质类物品；手表、强心卡及其配贴；掌上电脑、计算器等各种电子用品；钥匙、打火机、金属硬币、刀具、钢笔、针、钉、螺丝等铁磁性制品；发夹、发卡、眼镜、假眼、金属饰品、不明材质的物品；易燃易爆品、腐蚀性或化学物品、药膏、膏药、潮湿渗漏液体的用品；病床、轮椅等；不准进入磁体间。

5. 装有胰岛素泵的患者　需要主动向检查医师事先说明胰岛素泵的相关情况。

6. 女性检查需注意　当天不要化妆，包括使用指甲油、止汗露、防晒霜等，要把带金属内衣钩的胸衣取下，而怀孕妇女慎做 MR；检查前，要将随身的金属物品如硬币、眼镜、钢笔及各种磁卡取出，以免影响检查。

随着 MR 成像设备软件和硬件的发展，尤其是梯度磁场技术的发展，MR 的扫描速度越来越快。其优点包括：①MR 有更好的软组织对比度，明确显示和分辨与病变相邻的重要血管和神经，了解病变和相邻组织的特性；②可显示和分辨出 CT 平扫时难以显示的等密度病灶；③MR 扫描可提供多平面图像，不仅在横轴位，还可在冠状位及斜位提供诊断信息，并引导治疗；④MR 可显示功能性改变，包括被治疗组织的药物弥散、灌注和病变温度变化等，有利于监控全身性、局部性介入治疗过程；⑤不用对比剂即可显示血管流空信号，在血管内介入治疗方面也有着广阔的应用前景；⑥无放射性损害，使得 MR 日益得到发展，从而成为当今介入医学中的一大热点。

（郑玉婷）

2.1.5 判断血管问题的金标准——血管造影

李奶奶上次在菜场买菜时不慎摔倒，左踝疼痛，到社区医院拍了 X 线片确定没有骨折，医生建议李奶奶回家静养，左脚少活动。李奶奶回家后卧床休息，基本没下床，半个月后她的左腿开始肿胀、疼痛，家人紧急将她送到医院。医生看了李奶奶的情况后给她做了下肢血管彩超检查，结果显示"左下肢静脉血栓形成"。为了防止血栓脱落栓塞肺动脉，医生安排了急诊介入治疗。术中造影发现李奶奶的左下肢深静脉内有大量的血栓。原来是血栓把回心血液的下肢"主水管"堵了，血流不通畅，导致"水"从"水管"渗出到外面（图 2-6），腿就肿了！

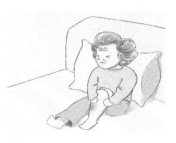

图 2-6 睡着睡着，腿肿了！

神秘的"大侦探"

血管通不通，该如何判断？医生可没有透视眼，用肉眼并不能看出血管里面的情况。这时候医生们必须借助有透视功能的机器进行血管造影来解决这个大问题。

血管造影是指利用计算机处理数字化的影像信息，以消除骨骼和软组织影像，使血管清晰显示的技术。它是将显影剂注入血管里，再利用 X 线无法穿透显影剂这一特性，通过显影剂在 X 线下所显示的影像来判断血管病变情况。

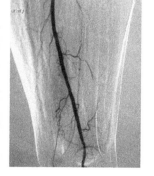

图 2-7 血管造影能清楚看
出哪里堵塞或狭窄

血管造影是一种辅助检查技术，当今，已普遍应用于临床各种疾病的诊断与治疗当中。血管造影技术有助于医生及时发现病情，控制病情进展，有效地提高了患者的生存率和生活质量（图 2-7）。我们常见的许多疾病，如心肌梗死、下肢动脉硬化闭塞症、糖尿病足、卒中、下肢深静脉血栓等，都需要通过血管造影技术来诊断和进一步治疗。血管造影就是我们的"大侦探"！

血管造影的基本过程

血管造影方式分为静脉血管造影和动脉血管造影，操作步骤比较简单。例如下肢静脉造影就与静脉输液一样，在脚背上打针，然后注射造影剂；动脉造影是经大腿根部的股动脉或手腕的桡动脉穿刺，利用特制的血管鞘、导丝导管到达预定血管位置，再经导管注入造影剂；然后观察造影剂流动情况来判断血管及血流情况。

像李奶奶这种"水管堵了"的情况，通过血管造影，把显影剂注入"水管"，因为"水管堵塞"，显影剂无法通过"水管"，在 X 线的照射下，可以看到水管里面有很长一段缺失的影像，这就是血栓——引起腿肿、疼痛的真凶！

动脉造影的穿刺针比静脉造影的穿刺针粗，但穿刺点也只有 2mm 大小，拔除血管鞘后，压迫穿刺部位进行止血，最后使用纱布、绷带加压包扎即可。

血管造影有风险吗？

血管造影是一种微创的检查方法，它具有创伤小、简便、安全、有效、并发症少等特点，可以准确地反映血管病变的部位和程度，是诊断血管疾病的金标准。临床上普遍用的血管造影剂为碘对比剂，使用后可能会有一些过敏反应发生：

1. 速发型过敏反应　包括皮肤瘙痒、荨麻疹、低血压、支气管痉挛等症状，最常见的症状是荨麻疹。大部分这类速发型过敏反应是自限性的，但发生致命的可能性不容忽视。

2. 迟发型过敏反应　它表现为使用造影剂后 1～3 天出现的过敏反应，主要表现为皮肤瘙痒和荨麻疹。

许多人了解血管造影会出现的问题后开始担心了，造影会带来那么多问题，到底是做还是不做呢？其实血管造影并没有那么可怕，过敏反应发生率较低，即使发生了过敏反应也不用惊慌，因为医生会帮助我们处理这些问题。但是如果因为害怕而不做血管造影，找不到疾病真正的病因，可能将延误病情，失去最佳治疗时间，造成更严重的后果！

（尹媛媛　李　燕）

2.2　"水管"爆了——出血性动脉疾病

2.2.1　大出血，介入学科有救命"符"

近年来，随着城市现代化建设进程的加快，我国各类创伤事件的发生率显著升高。每年因创伤就医的患者数高达 6200 万人次，其中致死人数达 60 万～70 万。严重创伤目前已成为威胁健康的主要问题之一，而难以控制的创伤后大出血是导致死亡的首要原因。近 1/3 创伤患者均存在大出血的情况，在转诊过程中基本都会合并失血后继发的循环衰竭和凝血功能障碍等情况，这些改变显著增加了多器官功能衰竭的发生率和病死率。因此临床医生需要有及时且有效的手段对创伤出血进行管理，才可能逆转危重病情、改善此类患者的转归。

国家卫生健康委员会于 2018 年 6 月 21 日下发国卫办医函（2018）477 号《关于进一步提升创伤救治能力的通知》中要求各相关医疗机构加强以"创伤中心"为核心的区域创伤救治体系建设。而介入科在"创伤中心"的学科设置中，地位重要，不可或缺。那么，您知道介入科在创伤急救出血中具体做什么、能有多大的作用吗？

首先，对于创伤性出血来说，止血的主要方法有：①对体表可触及搏动的血管进行压迫止血；②通过外科开刀找到出血血管进行结扎止血；③通过微创插管的方法对出血血管进行血管内介入栓塞封堵止血。所谓血管内介入栓塞封堵止血是介入性血管内治疗技术的一种，就是在血管造影机器引导下，用导管、导丝、微导管经血管到达病变部位，用弹簧圈、医用胶、碘化油、微球等直接堵住出血的地方，达到迅速有效止血的目的。这种方法使出血定位更精准，治疗效果更确切，创伤更微小，止血更快速；而且可以重复操作，不留疤痕，不会导致组织粘连。

同时，我们还应该清楚地认识到，出血并不仅仅限于创伤性出血，还包括血管性疾病，诸如颅内动脉瘤和动静脉畸形出血、主动脉夹层和胸腹主动脉瘤破裂、肝硬化门静脉高压及消化道出血、支气管扩张动脉破裂咯血、肝癌等肿瘤生长破裂及浸润血管出血、妇科出血、围产期大出血、外科术中和术后大出血、外周畸形血管破裂出血，以及血液系统凝血功能障碍出血等。这一系列疾病均为致死性疾病，且死亡率极高，从病理生理角度来说，其属于"内源性"出血。为挽救患者生命，除了需要快速和准确地诊断，还需要及时对"出血"问题进行干预，避免出现循环衰竭及后续机体重大创伤后改变。对于以上介绍的这些血管性出血疾病，绝大部分都可以通过介入技术来止血，且相当一部分甚至通过介入技术治愈。

近年来，随着介入医学的迅猛发展，尤其是血管腔内介入治疗的理念和技术、设备、材料、器械等领域的革新，介入技术具备的快速、微创、精准和患者耐受度好等特点，我们应用介入医学的"堵""通""隔""灌""凝""联"等技术，在出血治疗领域有得天独厚的优势。"堵"即栓塞封堵出血血管；"通"即在病变血管两端架桥，减压引流病变血管的血液至正常血管处；"隔"即用人造血管（覆膜支架）隔离破裂及病变血管；"灌"即用导管选择性插入到疑似出血动脉里，并经导管局部注入止血与收缩血管药物;"凝"即将导管插入畸形出血血管内,并经导管注入硬化剂使病变的血管"凝固"硬化;"联"即对一些复杂及难以控制的出血,可以选择介入+内镜、介入+外科等多学科多技术。介入医学集诊断与治疗于一体,在缩短急救应急事件同时,又可以显著提高患者安全性,且为其接受后续专科治疗创造条件和争取时间。以主动脉球囊阻断这一技术为例,其救治出血患者的成功率及并发症的发生率指标均好于传统外科开放手术止血,而其微创化和止血效率高是传统外科开放手术不能比拟的。

出血患者涉及相关学科门类广泛,在与强大的多学科群(包括急救医疗系统、急诊科、介入血管外科、神经内科、神经外科、消化内科、呼吸内科、心胸外科、胃肠外科、肝胆外科、泌尿外科、妇产科、骨科、影像学科等)合作的同时,介入学科可以通过血管造影提供快速而准确的诊断、危险程度评估,通过血管内精准干预,为患者快速有效止血、稳定血液循环和下一步的救治创造条件与机会。介入医学在出血患者的救治中应该始终是站在"出血中心"第一位的排头兵。

在实际工作中,我们按照国家卫生健康委员会的要求:创新急诊急救服务,不惜一切为抢救患者生命赢得时间。但由于患者被送到医院时往往均已出现失血性休克或凝血机制紊乱,也无法耐受或接受专科治疗。此时,及时有效地控制出血才是第一要务。由此看来,创伤患者的救治实际就是"出血"的救治,"出血中心"建设的构想就是"创伤中心"建设的基石。

出血有介入,介入有救命"符"!

(向　华)

2.2.2　警惕脑袋内隐藏的不定时炸弹

一个月前,42 岁的李先生经历了一次死里逃生。当时正在做饭的李先生突然出现剧烈头痛,恶心呕吐,他以为躺着休息一下就能缓解,可过了一会儿,头痛仍没有减轻,家人立即拨打急救电话,赶紧送到医院。经过检查,医生发现是非常凶险的颅内动脉瘤,是脑袋里埋藏的"炸弹"爆炸了。通过介入手术治疗,李先生化险为夷。

颅内动脉瘤就像脑袋里的"不定时炸弹",相当一部分患者没有任何症状,只是体检时才被发现,但一旦破裂出血,也就是"炸弹"爆炸了,则往往对人体造成灾难性的打击,可能会产生偏瘫、失语、昏迷甚至死亡的严重后果。

脑袋里怎么会有炸弹？

李先生说自己还不知道脑内有动脉瘤，如果这次不突然发作，还蒙在鼓里呢。颅内动脉瘤并非是肿瘤，而是血管壁局部变薄后形成囊性突起，它们往往发生在动脉分叉处。随着时间的推移，流动的血液会给薄弱部位施加压力，就像吹气球，动脉瘤不断扩张或膨出，最后破裂出血。

有哪些危险因素容易导致颅内动脉瘤？

李先生自诉自己无不良嗜好，也无"三高"症（高血压、高血脂、高血糖），到底有哪些危险因素导致颅内动脉瘤呢？其危险因素包括：吸烟、高血压病、动脉瘤家族史、年龄大于 40 岁、脑动静脉畸形及其他先天性疾病常伴发颅内动脉瘤，还有可卡因类药物、肿瘤等。

李先生纳闷颅内动脉瘤是天生的还是后天产生的，医生解释说有一定的先天性因素，颅内动脉壁中层因为缺少弹力纤维，平滑肌少，在血管分叉或拐弯处它受到的冲击是非常大的，就容易发展成动脉瘤。还有脑外伤、动脉硬化造成动脉壁损伤、老化，形成动脉瘤。

通过哪些检查可发现颅内动脉瘤？

一般人很难发现自己脑部会有动脉瘤，大多是在体检或做血管造影时发现，及时确诊就显得格外重要。无创性检查包括计算机 X 线断层扫描（其实就是老百姓熟知的 CT）和磁共振（MR）；CT 血管成像（CTA）和磁共振血管成像（MRA）对脑动脉瘤的诊断率可达 90%以上。数字减影血管造影（DSA）属于有创性检查，是诊断颅内动脉瘤的金标准。

颅内动脉瘤会出现哪些表现？

掌握一些动脉瘤发生时的表现，能及时地做出判断，赶快就医，减少危害。

1. 动脉瘤没有破裂时　小的动脉瘤通常不会引起症状，但较大的动脉瘤可能会压迫神经和大脑，出现走路不稳、头痛、面部一侧麻木、眼后痛、视力出现复视或丧失、说话困难等，如果你出现了这些症状，请立即就医。

2. 动脉瘤破裂时　突然剧烈头痛，并可能伴随恶心呕吐，脖子僵硬、疼痛、不能弯曲，有视物模糊或重影；尤其单侧眼睑下垂。这时，请立即拨打 120。

动脉瘤是定时炸弹吗？这个炸弹到底拆不拆？

一旦知道自己被诊断为颅内动脉瘤，心情可能格外不平静，担心动瘤破裂导致人体死亡。所有的动脉瘤都是"定时炸弹"吗？拆还是不拆？

动脉瘤破裂前，常有明显的诱因。例如，血压持续控制不好、气温变化、重体力劳动、咳嗽、用力大便、情绪激动、忧虑、性生活等，尤其是吸烟酗酒、熬夜等，有些甚至发生在睡眠中。颅内动脉瘤之所以是"不定时炸弹"，因为它不见得必然"爆炸"，应当说相当一部分动脉瘤能够与人终生和平共处。一般应根据动脉瘤所在部位、动脉瘤大小、年龄及一般健康状况，确定具体处理方案。

怎么拆除动脉瘤？

动脉瘤主要是手术治疗，包括开颅手术和血管内介入治疗。传统开颅夹闭手术对患者创伤较大，恢复慢，费用相对较低。介入手术不需要开颅，创伤小，痛苦少，因此越来越受到患者青睐。

颅内动脉瘤介入手术是怎么做的呢？

血管内介入治疗手术，是利用穿刺针穿刺股动脉，然后通过穿刺口引入导丝，将纤细的微导管放置于动脉瘤囊内或瘤颈部位，再经过微导管将柔软的钛合金弹簧圈送入动脉瘤囊内并将其充满，使得动脉瘤囊内血流消失，弹簧圈的输送、填塞就是通过这根微导管完成的，从而消除再次破裂出血的风险。

介入操作就是医生利用各种导管、导丝，在人体蜿蜒迂曲的血管内穿行抵达病变部位后进行操作，所以介入医生也自称"管道工"。

拆弹后的平安靠什么？

李先生做完手术后以为万事大吉，但颅内动脉瘤手术后会有一定的复发率。复发率跟动脉瘤大小成正比，即动脉瘤越大，复发率越高。因此，脑动脉瘤术后定期复查尤为必要。国内外通常都要求患者术后至少复查4次，即术后3个月、6个月、1～2年、3～4年时各复查一次。复发一般集中在术后2～3年之内，超过3年不复发就基本解除警报了。但也有极少数，术后8～9年复发。

医生告诉李先生，颅内动脉瘤术后平安出院的患者绝大多数能很快恢复正常工作、生活，但极少数患者可能会出现病情反复，特别是发生以下情况时需要紧急复诊：剧烈头痛、呕吐甚至昏迷；眼睑下垂、眼球活动障碍、饮水呛咳、吞咽困难；麻木、无力、失语甚至偏瘫。

（田　华）

2.2.3 "烟雾病"是抽烟引起的吗?

"烟雾病"不是烟,更不是雾

25岁的小李最近老是感觉发晕,反应也变迟钝了,因此来到医院看病,经过检查,医生告诉他,他得的是烟雾病。小李就纳闷了,我又不吸烟,最近又没有雾霾,哪来的烟和雾呢?介入血管外科向医生告诉他,其实"烟雾病"不是烟,也不是雾霾,是脑袋里的血管有问题。

烟雾病到底是啥?

烟雾病又名 Moyamoya 病,其实是脑底的一种异常血管性疾病,由于颅内血管起始部发生慢性的狭窄或闭塞,人体就自发地通过发育一些侧支小血管网来代偿,类似于很多车行走在大道上,突然出现主干道不通情况,只能绕其他的小路行进。因这种病变在脑血管造影时出现许多密集成堆的小血管影,似吸烟时吐出的烟雾,故名烟雾病。

烟雾病有多大的危害?

烟雾病其实是一类发病率很低的罕见疾病,发病率约百万分之一。很多人即使存在烟雾病,但往往由于未出现不适感、未就诊,而不知道自己患病,直到出现头晕乏力或者肢体瘫了,到医院检查,才得知患了烟雾病。也有一部分患者因为头部剧痛,到医院检查发现脑内出血,再进一步检查才诊断为烟雾病。由此可见烟雾病的危害主要有两种,一种是脑内出血,另一种是反复的发生脑缺血、脑梗死,从而导致偏瘫、致残,甚至出现生命危险,其病死率约7.5%。

怎么知道自己患了烟雾病呢?

当患者无明显诱因出现颅内自发性的脑出血,特别是脑室内出血或者出现反复发作的短暂性脑缺血所致的肢体乏力,头晕头痛,都应立即来医院就诊。首先行无创的头颅磁共振血管成像(MRA)或 CT 血管成像(CTA)检查。当高度怀疑或通过 MR/CT 检查初步诊断后,再进一步行脑血管 DSA(全脑血管造影)检查,其中 DSA 是诊断烟雾病的金标准,能清晰显示病变的部位,病变范围,还能发现是否合并有动脉瘤。

烟雾病如何治疗?

烟雾病治疗有药物治疗和手术治疗两种方式。药物治疗主要以血管扩张药为主,通过扩张血管,改善微循环,从而改善脑细胞的供血供氧。手术治疗又分为介入手术和外科搭桥手术,介入手术常针对出血性烟雾病。出血性烟雾病常合并有动脉瘤的破裂出血，通过介入栓塞动脉瘤可以达到止血，避免再次破裂出血的风险。但目前绝大多数的烟雾病患者是采用外科手术治疗，手术方式为血管重建手术。目前国际上主要采用颞浅动脉-大脑中动脉直接吻合法和间接的颅内外血管重建术来改善脑部的血液供应，类似于此路不通，我们搬来挖土机，新建一条柏油路。

得了烟雾病，我们要注意什么？

得了烟雾病，日常生活中要注意休息，避免劳累，饮食注意清淡，避免重口味刺激性食物，保持良好的心态，避免情绪激动，导致血压忽高忽低。一旦发现，及早就医治疗。

（康超文）

2.2.4　不容忽视的青少年脑出血

快高考了，小明最近的压力有点大，上课时，小明突然头部剧痛，并且伴有恶心、呕吐，老师赶紧让小明去看医生，可身体强健的小明只觉浑身无力，有一侧的肢体只能勉强抬起来，老师觉得情况严重，马上打了 120，把小明送到了医院，并通知了小明的家长。到医院后做了头部 CT 检查，医师告诉家长"小明脑袋里面出血了，病情非常严重，随时有生命危险，为了明确出血的原因，需要做脑血管造影检查"。小明的爸妈听后差点晕了过去，我儿子身体这么好、这么年轻怎么会脑袋里面出血呢？脑袋出血不是只有的高血压的老年人才有吗？尽管万千疑问，但还是听从医生的建议做了脑血管造影检查,结果出来提示"脑血管畸形"。

什么是脑血管畸形，什么原因引起的呢？

脑血管畸形是脑血管先天性、非肿瘤性发育异常（所谓先天性是指与遗传相关）。最常见的脑血管畸形是脑动静脉畸形和海绵状血管瘤两种类型。典型脑动静脉畸形多位于大脑半球，数毫米至数厘米不等，是一团动脉和静脉杂乱的血管，没有毛细血管床。海绵状血管瘤是指由众多薄壁血管组成的海绵状异常血管团，这些畸形血管紧密相贴，血管间没有或极少有脑实质组织；海绵状血管瘤虽然是名字带"瘤"，但并不是肿瘤病变。

脑血管畸形为什么会引起"脑出血"呢？

脑血管畸形患者多无症状,脑血管畸形出血为多数患者的首发症状，也是最危重的症状，可表现为蛛网膜下腔出血或颅内血肿。脑血管畸形患者因脑静脉与动脉直接沟通，导致静脉内压力增大，而静脉血管平滑肌和弹力纤维较少，长期的高压冲刷使得静脉血管扩张，管壁变薄，甚至引起破裂出血（就如同吹气球一样，当气球吹到一定程度后就会爆炸），且出血时间无法预测，出血后猝死风险大（所以患者脑袋里如同装着一个炸弹）。出血后会引起头痛、恶心呕吐、颈项强直、意识障碍、偏瘫、失语、视力异常等症状，严重的可引起脑疝、猝死等严重并发症。

脑血管畸形还有哪些其他症状呢？

1. 搏动性头痛　感觉头痛与血管的搏动相关，头痛可呈单侧局部，位于病侧，可伴颅内血管杂音，可能与供血动脉、引流静脉以及窦的扩张有关。

2. 癫痫　可为首发症状或见于出血后，多为全身性发作或局限性发作，局限性发作有定位意义。

3. 伴随症状　大脑半球病变者可有精神异常、偏瘫（一侧肢体乏力或瘫痪）、言语障碍（能说话但丧失正常表达能力）、失读（不能认识和理解文字）、失算（不会计算）等；小脑病变多见眩晕、复视、眼颤及步态不稳等。

4. 发育异常　部分大脑半球脑血管畸形的患者，可造成患侧半球的慢性损害和发育障碍，并引起对侧肢体的发育迟缓。

脑血管畸形有哪些检查方法？

1. 无创性检查　螺旋 CT 血管成像（CTA）和磁共振血管成像（MRA）。

2. 有创性检查　脑血管造影（金标准：最可靠、最准确）。

脑血管畸形有哪些治疗方法？

脑血管畸形的治疗需根据患者的神经功能和基本状况，脑血管畸形的类型、部位、大小和血流动力学，以及与周边血管的关系等因素综合评估。

1. 药物保守治疗　针对患者的头痛、癫痫等临床症状给予对症处理，但并不治疗脑血管畸形。

2. 外科手术治疗　开颅切除畸形血管，可起到治愈的效果，但手术风险相对较大，出现并发症的可能性相对较高，对于较大的血管畸形可在外科手术前行介入栓塞以减少切除范围。

3. 放射治疗　采用放射线破坏畸形血管的血管壁，从而使血管闭塞，适用于直径<3cm 的血管畸形，可作为外科手术或介入栓塞后的补充治疗，但需多次治疗，且可能造成放射线损伤。

4. 介入栓塞治疗　利用栓塞剂填塞畸形血管，减少畸形血管病灶的血液供应，使病变消失、减小，从而达到治疗的目的，是目前本病的首选治疗方法，尤其是位于重要功能区、位置特别深的脑内或巨大病灶。但对较大的血管畸形存在栓塞不完全的现象，栓塞不完全时可多次栓塞，也可用外科手术或放射治疗作为补充治疗。

脑血管畸形是一种先天性的疾病，是"隐藏在颅内的炸弹"，是一种进行性的极度危险的疾病，一旦触发，将有致残或吞噬生命的风险。此病在未出现症状时很难被发现，也不能有效预防，在出现本文所述症状时，行 CTA 或 MRA 检查有助于发现疾病。介入栓塞能有效地控制病情的发展，具有对脑组织创伤小、不开颅、手术时间短、不损伤血管周围的正常穿通血管等优点，是首选的治疗方式。

（张　浩）

2.2.5　眼球充血不是眼病

眼睛充血、红肿似桃子，一碰就疼痛难忍，以为患上结膜炎俗称"红眼病"，点了两周眼药水，视力反减退，险失明。刘奶奶说："起初只是眼睛发红、充血，以为是发炎——得了'红眼病'，就点眼药水治疗。"哪知两个星期了，眼疾反而越发严重，眼睛肿得睁不开，还疼得厉害，这才到医院全面检查了一下，发现病根竟在颅内的血管里，是一种叫颈动脉海绵窦瘘的疾病。

什么是颈动脉海绵窦瘘？

颈动脉海绵窦瘘，简称 CCF。顾名思义，"瘘"就是指两根血管之间本不相通、却偏偏"漏"了。大家知道，动脉血与静脉血各行其道，"井水不犯河水"。然而，人体眼球后方有两个叫"颈内动脉海绵窦"的部位结构奇特，这里动脉从静脉纵穿而过并被静脉包围着，就像一条水管从一个小水池通过。这里的动脉血管壁若发生破裂，就会出现动脉血"漏"到静脉里的独特现象。那么，我们就认识一下 CCF 中的这位主角吧。

正常人的海绵窦左右各一，位于两边眼球的后方、整个脑袋的最深处。其实，海绵窦是由好几条附近的静脉汇集而成的一个小小的"湖泊"，从窦壁上生长出来的纤维束将窦的内部隔成许多大大小小的腔隙，使得整个窦腔变得如同海绵一样多孔、疏松，海绵窦也因此得名（图 2-8）。

哪些人容易患颈动脉海绵窦瘘？

CCF（颈动脉海绵窦瘘）按发生原因分为外伤性、自发性和先天性3 种情况：

1. 外伤　车祸、坠落、撞击等间接外伤以及弹片、锐器刺入，直接外伤均可引起颈动脉海绵窦瘘。

2. 自发性　颈内、外动脉及其分支的硬化，动脉瘤以及其他的动脉壁病变，自发形成裂隙或破裂，主干或分支血液直接流入海绵窦。

3. 先天性　颈内动脉与海绵窦间存在着胚胎动脉或动、静脉交通畸形，出生后即可发现症状。也有先天性动脉壁薄弱，承受不起高动脉压，自发破裂。

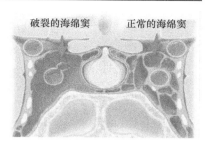

图2-8　海绵窦瘘示意图

颈动脉海绵窦瘘的症状

眼睑肿胀伴渐进性加重的搏动性突眼、眼球运动障碍、复视、瞳孔散大等，也可出现头痛、鼻出血、耳鸣等症状，严重的会导致失明！如果静脉的压力过高，还会导致脑出血！

颈动脉海绵窦瘘的治疗

CCF 的病根出在血管上，因此现在最为常用的诊断、治疗首推介入。通常经过双侧颈内动脉造影，即使是很小的瘘口也无所遁形。而治疗 CCF 的方法，通俗地讲就是想尽各种办法把"漏"了的那个口子堵住。堵瘘口的材料，可以是球囊、弹簧圈、生物胶水、覆膜支架，或者联合其中的几种。具体的方案，就要依靠介入医生详细研究造影图像之后为患者量身定做了。

（向　斌）

2.2.6　凶险的血管"三明治"

老张 3 天前，外出晨跑时，突发左侧胸口疼痛。他不得不停下来休息，大概 10 分钟后，疼痛缓解，就直接回家了。回家后，老张和儿子讲了早晨身体不舒服的事，由于 1 年前老张心脏刚放了 1 个支架，儿子不放心，带着老张去了医院。到了医院，医生给老张检查了心电图、心肌酶谱，没有发现异常，又给老张做了主动脉 CTA，结果显示：胸主动脉夹层。医生告诉老张他现在患上了一种凶险的疾病，胸部的血管就像"三明治"一样，并且要求老张立即住院，躺在床上，不能随便下地活动。一周后，医生给老张做了微创介入手术，手术后第三天，老张就下床活动，准备回家了。

胸痛一定是心脏出了问题吗？

不一定。就像老张一样，1年前刚做过心脏手术后出现胸痛，首先怀疑有没有发生心肌梗死（老百姓常说的"心梗"），就是给心脏本身供应营养的动脉血管出现了堵塞。所以在老张发生胸痛时，医生首先给他检查了诊断心肌梗死相关的检查。其实，胸痛不一定是心脏出了问题，很多原因都可引起胸痛。需要切记的是，可以要人命且需要紧急处理的胸痛有三种：心肌梗死、肺栓塞和主动脉夹层。一般心肌梗死是胸部绞痛、闷痛，胸主动脉夹层则是像胸部的器官被撕开一样的疼痛，通常被医生描述为撕裂样胸背部疼痛，肺栓塞是肺里的血管被堵住，肺不能正常工作带来的疼痛，呼吸出了问题的同时，患者可以有晕倒的表现。如果出现胸痛，请速电话呼叫120急救，将患者平稳送至医院，一定要让医生瞧瞧是哪里出了问题。

血管"三明治"究竟是什么病呢？

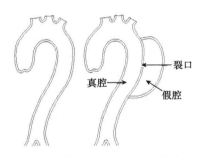

老张患的是主动脉夹层。正常人动脉管壁可以分成三层，分别是内膜、中膜、外膜。正常的主动脉，只有一个管腔，三层膜贴紧在一起。而主动脉夹层是指主动脉内膜撕了一个破口，中膜被撕开了，血液从破口地方进入到血管壁被撕开的腔隙中，这个腔隙经常被医生说成是"假腔"，而原来的血管管腔其实才是真正的动脉管腔（图2-9）。这样的结构形成后，

图 2-9　正常主动脉（左）和胸主动脉夹层（右）

会有源源不断的血液进入"假腔"中，像"三明治"一样，长此以往，造成主动脉向其他器官组织的供血减少而出现缺血症状，而"三明治"血管壁越来越脆弱，被撕开的血管壁压力不断增大，薄薄的血管壁最终被血液冲破，主动脉里的血液就会像"火山喷发"般的流至胸腔甚至腹腔，大部分患者往往在短时间内就会死亡，没有给自己留任何被救活的机会，凶险程度丝毫不亚于急性心肌梗死和急性脑梗死。

哪些人会容易患主动脉夹层？

主动脉夹层发病率为5/1 000 000～10/1 000 000（百万分之七左右），

好发于 50～70 岁老年人，男性多于女性。主要病因是高血压和主动脉出现了动脉硬化。

胸主动脉夹层会有什么样的表现呢？

常见的表现包括：

（1）疼痛：很多人都是因为胸背部突发剧痛才来医院就诊的，这种疼痛就像刀割样或撕裂样疼痛。疼痛可自行缓解也可能持续存在，还有可能消失后又重新出现，这时要高度警惕，可能病情正在发展，应立即到医院就诊。

（2）如果出现大汗淋漓、面色苍白、皮肤湿冷、心率加快等表现，高度怀疑主动脉夹层继续撕裂甚至破裂，这样的情况十分危急，必须马上到医院就诊。

（3）部分人会出现两只手臂测得的血压相差很大，左手无力、疼痛、颜色变苍白、发凉等。这时考虑是不是主动脉夹层累及到了主要为左上肢供血的动脉（左锁骨下动脉），引起左手动脉供血不足。

（4）还有少部分人出现呼吸困难、咳嗽、咯血、腹胀、恶心、呕血等，但肺部检查、消化道检查没发现问题，这种情况可能是主动脉夹层累及气管、肠道上的动脉。

胸主动脉夹层应该如何治疗？

1. 非手术治疗　控制血压和心率，建议收缩压控制在 100～120mmHg，心率为每分钟 60～70 次；止痛，疼痛可以加重高血压和心动过速，所以要积极止痛，医护人员可以为患者静脉或肌内注射阿片类止痛药物[如杜冷丁（哌替啶）、吗啡等]。

2. 手术治疗　外科治疗（开刀）和微创介入治疗（腔内治疗）。传统外科手术治疗就是将病变的血管切除，使用人工血管代替，创伤大，恢复慢，住院时间长。而血管腔内隔绝术是在动脉破口的地方放置带膜的支架，由于带膜的支架把血液挡在破裂口外，堵住了破口，因此夹层就不容易再破裂了。术后伤口只有绿豆大小，或者仅仅是 1～2 厘米的小切口，患者恢复快，痛苦小。目前，血管腔内隔绝术作为治疗主动脉夹层的新手段，已经越来越多被应用。

放在血管里的支架会不会被血流"冲走"呢？

一般不会。被"冲走"说明支架移位了，那说明医生在选择支架型号的时候，没有选择合适的尺寸。如果尺寸合适，支架不会移位的。部分支架顶端还有一圈"皇冠"，"皇冠"的主要作用就是牢牢抓住血管，防止支架移动。部分支架虽然没有"皇冠"，也仍然不会在血管里移动，是因为医生在手术前已经对患者的血管直径进行了充分的测量，不会选择直径小于血管直径的支架放进患者的主动脉内。

主动脉里安装了支架，需要终身服用抗凝药物吗？

不需要。如果案例中的患者老张，不合并其他小动脉疾病，支架仅仅放在主动脉，是不需要吃抗凝药物的。因为主动脉里面的血流速度快，不容易形成血栓。

血管"三明治"行微创手术之后，为什么会发热呢？

如果排除了伤口或其他部位的发炎，体温升高是主动脉夹层做完腔内介入手术后可能出现炎性反应的表现，因为支架毕竟是异物，放进血管后，可以导致炎性反应，体温就会升高。这个时候遵照医嘱，吃点退热药，比如吲哚美辛往往就可以缓解症状。

胸主动脉夹层介入术后还需要注意什么？

1. 保持良好的生活习惯　保持心情舒畅，情绪稳定，防止大喜大悲引起血压升高，进而影响主动脉夹层。绝对戒烟，天气寒冷时应做好保暖工作，防止感冒咳嗽，引起胸腔内压力增加，导致胸主动脉夹层破裂。保持大便通畅，如便秘，请至当地医院，遵医嘱使用通便药物，切忌用力屏气排便。

2. 休息、饮食、活动　以低盐低脂清淡饮食为宜，多吃富含维生素、纤维素的食物，禁食辛辣、刺激及胆固醇高的食物。鼓励每天步行，适当功能锻炼。

3. 用药注意事项　遵医嘱按时服用降压药物，每天定时测量血压，将血压控制在 140/90mmHg 以下。

4. 复诊要求　出院 3 个月、6 个月、一年到门诊复查全主动脉 CTA。

（王金萍　李海燕）

2.2.7　肚子内跳动的假心脏

王大爷，78 岁，退休在家，一天睡觉时，觉得肚子饿了，不禁双手揉肚。不摸还好，一摸，似乎摸到了肚子正中间有一拳头大小的包块，像心脏一样"怦怦怦……"跳动。第二天，王大爷直接去了医院。做了几项检查，医生告诉他得了腹主动脉瘤，并建议他尽快住院治疗。王大爷一听"动脉瘤"，吓坏了，紧张地问医生是良性还是恶性的。医生笑着解释到，腹主动脉瘤不是我们常说的肿瘤，而是肚子里的动脉局部扩张，看上去就像"瘤"样扩张，所以称之为动脉瘤。

为什么王大爷会在肚子上摸到"心跳"？

王大爷在肚子上摸到的不是心跳，而是腹主动脉瘤。正常人一般摸不到肚子里的血管，但是如果肚子里最大的主干动脉——腹主动脉像气球一样扩张膨胀到一定程度，就可以摸到动脉的搏动。正常人的腹主动脉直径在 2 厘米左右，如果腹主动脉扩张后动脉直径超过 3 厘米，这种扩张就可以认为是腹主动脉瘤。腹主动脉瘤仅仅是血管壁扩张后形成像瘤子一样的形状，并不是真正生长了肿瘤细胞，所以这不是肿瘤，动脉瘤腔越大，腹部的脂肪越少，越容易在肚子上摸到"怦怦……"的动脉搏动。

什么原因可以引起腹主动脉瘤？

常见的病因就是血管发生硬化，腹主动脉瘤好发于老年人，且男性多于女性，因为动脉硬化是血管老化的标志。还有一些少见病，包括梅毒、先天性发育不良、创伤、感染、结缔组织病等也可以导致腹主动脉瘤。

常年吸烟、高血压可加速腹主动脉瘤形成，因为香烟中的尼古丁、焦油可以损伤血管壁加速动脉硬化，导致血压升高。

腹主动脉瘤会有什么样典型的表现呢？

多数人无症状，像王大爷一样，常常因体检或者无意中触摸到肚子上搏动性包块，还有部分患者出现肚子胀、腰部酸胀等症状，说明动脉瘤已经压迫到肚子里周围脏器，影响肠道蠕动而带来消化功能出现了问题。如果突发腰背部剧烈疼痛，应当警惕是不是动脉瘤破裂，这时需要立即就医。

一般来说，根据病史及肚子上触及搏动的包块，即可怀疑腹主动脉瘤。确诊还需要进一步行彩色超声、CT 血管造影检查（CTA）或磁共振血管造影检查（MRA）。

腹主动脉瘤应该如何治疗？

非手术治疗主要是控制高血压，建议收缩压控制在 140mmHg 以下，治疗伴随疾病如糖尿病、冠心病等。非手术治疗适用于动脉瘤很小并且伴有晚期恶性肿瘤、预期寿命很短的患者，控制血压到正常水平，以防止动脉瘤的破裂。

手术治疗包括了外科治疗（开刀）和微创介入治疗（腔内修复术）。外科手术治疗是将动脉瘤切除，使用人工血管替代。腹主动脉瘤的腔内修复术即医生在患者大腿的股动脉切一个小口，然后把支架送到腹主动

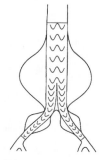

图 2-10 利用支架把"假心脏"孤立隔绝，以防扩大破裂

脉瘤，使支架两端支撑在动脉瘤上、下端正常的腹主动脉壁上，血流直接从支架中间通过，把动脉瘤孤立隔绝起来，它就不会进一步变大甚至破裂了（图 2-10）。

介入血管腔内修复手术后，动脉瘤还会再长吗？

腔内修复术后，如果血压控制不好，继续吸烟，没有良好的生活方式，都会加重动脉硬化，或者患者本身血管的弹力纤维层出现先天性的问题等，都有可能会引起其他部位的动脉瘤。另外，腔内修复术可以大大降低腹主动脉瘤破裂风险，并不代表动脉瘤不会破裂，所以术后严格控制血压，保持良好的生活习惯，定期随访都非常重要。

腹主动脉瘤腔内修复术后需要注意什么吗？

1. 保持良好的生活习惯　饮食以优质蛋白、高维生素、高纤维素、低脂低盐低胆固醇为主，多吃新鲜蔬菜、水果等，保持大便通畅。管好嘴，严格戒烟戒酒。香烟中的尼古丁和过量的酒可以造成血管永久性损伤，加速血管硬化。

2. 活动指导　保持心情舒畅，一句老话"笑一笑，十年少，愁一愁，白了头"同样适用于血管疾病。适量活动，避免劳累；避免剧烈活动，突然下蹲，用力打喷嚏等动作。

3. 用药指导　按时准确服用降压药物，保持血压平稳，勿擅自停药，一般血压控制在 140/90mmHg 以下，血压控制不佳者，需到医院重新调整。

4. 随访复查　定期随访，术后 3 个月，门诊随访 CT 检查：支架有无移位、有无内漏、有无新发动脉瘤等。术后，每半年、一年随访一次。

（王金萍　李海燕）

2.3 "水管"生锈了——阻塞性动脉疾病

2.3.1 脑卒中，早识别早治疗免瘫痪

2018 年的元旦，毗邻南京的安徽某县城。杂货店店主老李乐呵呵地跟朋友聊天打牌。朋友递给他一支香烟，老李伸手去接的时候，突然觉得左

手没有力气,连烟都拿不住了!紧接着他觉得站不起来,说话也不清楚了!

上述内容摘自某省级医院的微信公众号,案例的介绍者是来自临床一线的医护人员,他们是脑血管疾病防治的专家、学者,他们利用这个微信平台向老百姓进行医学科普宣传。案例中的老李是突发了"急性缺血性脑卒中"。

什么是缺血性脑卒中,该如何诊断呢?

缺血性脑卒中,就是老百姓口中的"中风",是指由于向大脑提供血液的头颅内外的动脉血管发生粥样硬化性的病理改变,导致血管壁增厚、管腔狭窄甚至闭塞,或者血栓形成,引起血管供应范围内的脑组织血流减少,甚至中断,脑组织就会发生缺血、缺氧,从而出现脑组织软化和坏死。这是一类发病率高、致死率高、残疾率高、复发率高、严重危害人类健康的疾病。

缺血性脑卒中是我国居民中致死、致残的第一大疾病,位居世界前列。2008 年《国际卒中杂志》上发表的一项权威调查结果显示,我国缺血性脑卒中发病率以每年 8.7%的速度递增。这些患者中有 75%出现不同程度的残疾。该病给患者和家庭、社会都带来了严重的疾病负担。这说明我国的缺血性脑卒中防治形势十分严峻!

那么该如何诊断缺血性脑卒中呢?首先,患者的症状、体征是首要的考虑因素。器械检查包括超声、CT 和磁共振检查以及脑血管造影检查等。超声检查是一种简单无创的检查,可以判断脑血管是否有狭窄和闭塞。CT 和磁共振扫描可显示脑组织坏死的部位、大小及其周围脑组织的情况,是最可靠的无创性诊断手段。脑血管造影是一种有创检查,是脑缺血性疾病诊断的金标准。

缺血性脑卒中有哪些危险因素,哪些人容易得脑卒中呢?

缺血性脑卒中的危险因素包括脑供血动脉狭窄或闭塞、血栓栓塞、血流缓慢及血液高凝状态等。老百姓熟知的动脉粥样硬化是引起颈内动脉或椎动脉狭窄和闭塞、脑血栓形成最常见的原因。

患者通常同时存在多个危险因素,比如吸烟、不健康的饮食、肥胖、缺乏运动、过量饮酒,以及自身存在一些基础疾病如高血压病、糖尿病和高脂血症等。各种心脏疾病,如心房颤动、心脏瓣膜病等导致血栓形成,一旦这些血栓从形成部位脱落,约 75%的可能性是栓塞脑部血管。所以积极处理原发病,预防血栓形成,是预防缺血性脑卒中的重要举措。

缺血性脑卒中有哪些临床表现呢?

缺血性脑卒中,任何年龄的人都可能发病,常见于 50 岁以上的中老年人。患者发病前多有动脉粥样硬化、风湿性心脏病、心房颤动等病史。多在休息或睡眠中发病。

缺血性脑卒中的症状、体征与闭塞血管的大小和脑组织坏死的部位有关，如偏瘫（一侧身体不能动）、偏盲（一侧视力缺失）、失语（说不出话，甚至不能理解语言）以及晕厥发作、痴呆和（或）感觉障碍等。

发病早期的快速判断常采用 FAST 判断法（图 2-11）：F 指面部，表现为口角歪斜、面瘫（眼歪口斜）；A 指肢体，表现为一侧肢体无力；S 指言语，表现为言语模糊不清或失语。再加上 T，指对发病时间的推测和判断。这些信息为缺血性脑卒中治疗方法的选择提供了重要依据。

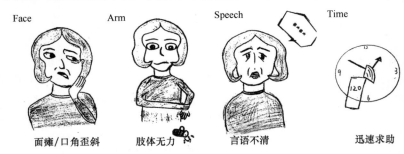

图 2-11　快速识别脑卒中的早期表现 FAST

如何治疗脑卒中呢？

脑缺血一旦发生，便会带来一系列的细胞缺血性改变，并很快出现细胞坏死。时间延误 1 分钟，相当于丢失 190 万个神经元，140 亿个神经突触，12 千米的有髓鞘神经纤维。因此，对于缺血性脑卒中患者，时间就是大脑，时间就是生命！

缺血性脑卒中的治疗原则，是尽快恢复受累区域脑组织的血液供应，改善脑组织血液循环，防止再次发生栓塞，并减轻脑组织水肿，保护受损脑组织的功能。

早期恢复脑组织供血的治疗是缺血性脑卒中救治的关键，有利于挽救可逆性的脑损伤。国内外最新证据支持在缺血性脑卒中发病的 4.5 小时内，可对患者进行静脉用药溶栓治疗，发病的 6 小时内对患者实施动脉溶栓治疗，8 小时内实施动脉取栓治疗。对于"后循环闭塞"，必须在 24 小时内进行动脉取栓治疗。这几个时间点是非常关键的，常常被称为急性缺血性脑卒中治疗的"时间窗"。

其他药物治疗包括抗凝药物治疗、血液稀释治疗、抗血小板聚集治疗、康复治疗等。

寒冷冬日,是脑卒中高发期,如出现头晕头痛、恶心呕吐、视物模糊、口齿不清及肢体运动和感觉障碍等症状时,一定要争取一切可以争取的时间,果断送患者到有脑卒中救治条件的医院,使患者能够更好地得到救治机会。

（王雪梅）

2.3.2 莫名跌倒,小心颈动脉狭窄

70 岁的刘爹爹这几年因为反复头痛头晕、记性不好、经常摔倒闹出不少笑话,一度以为自己得了老年痴呆症。直到上周他突然晕倒,才发现这些症状竟是因为颈部动脉狭窄。刘爹爹患有多年高血压,平时烟不离手。5 年前开始反复头痛、变得健忘,常常因为头痛头晕卧床在家,拿着钥匙找钥匙,接通电话却忘记要说的事情,甚至好几次无缘无故跌倒在地。他不时感叹"真是人老不中用。"

今年 2 月,刘爹爹在街上偶遇熟人,他猛然回头想叫住对方,却突然感到天旋地转,差点摔倒在地。之后,他不仅经常头痛及头晕目眩,右手也逐渐无力,直至突然晕倒在家。

家人将刘爹爹送至医院后,CTA 检查发现:刘爹爹左侧颈内动脉完全闭塞,右侧颈内动脉堵塞程度达到 95%,仅有一股头发丝般粗细的血流通过。"这是颈动脉狭窄。"医生告诉刘爹爹"人体脑部 80%的供血是由两条颈动脉承担的,颈动脉出现狭窄后,会导致血管内压力变小,使原本供应脑部的血发生逆流,导致脑供血明显减少,患者会像刘爹爹这样出现头疼、头昏、记忆力减退、嗜睡或晕厥等症状（图 2-12）。而一旦颈动脉狭窄超过 90%,则每年出现脑卒中的概率高达 35%。"

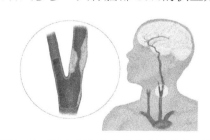

图 2-12 颈内动脉狭窄导致大脑供血不足

哪些人或因素容易患颈动脉狭窄呢?

1. 高血压 高血压是导致颈动脉狭窄的主要原因之一,也是引起脑卒中的主要危险因素,与血压正常者相比较,有高血压的人患脑卒中的危险要高 4 倍。

2. **吸烟**　吸烟和颈动脉狭窄的发生明显相关，可增加卒中、心肌梗死和死亡的危险。

3. **糖尿病**　糖尿病不仅可以增加颈动脉狭窄和脑卒中的危险，而且增加继发于脑卒中的死亡率。

4. **高脂血症**　高脂血症与颈动脉狭窄相关，经过他汀类药物治疗后对血管壁厚度、腔内面积和内-中膜厚度的进展都有控制作用。

颈动脉狭窄典型表现

本病好发于中老年人，大部分早期颈动脉狭窄患者没有临床症状。

1. **短暂性脑缺血发作（TIA）**　患侧颈动脉狭窄导致的短暂性单眼黑矇或视野缺失、言语障碍、失语、肢体笨拙到偏瘫，肢体麻木或麻痹，大多数人在数分钟内就可恢复。

2. **缺血性脑卒中**　缺血性脑卒中又称脑梗死，出现一侧肢体感觉障碍、偏瘫、失语、脑神经损伤、昏迷等特征。

3. **其他脑缺血症状**　患者有颈动脉重度狭窄或闭塞时可以表现为思维模糊、体位性眩晕、双眼失明、共济失调、头晕、眩晕等症状。

颈动脉狭窄如何治疗？

1. **颈动脉内膜切除术（CEA）**　CEA 可以完整切除造成颈动脉狭窄的粥样斑块，有效恢复颈动脉血流和预防脑卒中的发生，是治疗颈动脉斑块伴狭窄和预防卒中（中风）的"金标准"手术。

CEA 术中在颈部切大小 10～15 厘米切口，确认颈动脉后，暂时夹闭颈动脉远端和近端，然后切开颈动脉，剥离、切除有病变的动脉内膜斑块，使颈动脉内壁光滑、内径恢复正常大小，必要时利用补片成形修补（图 2-13）。

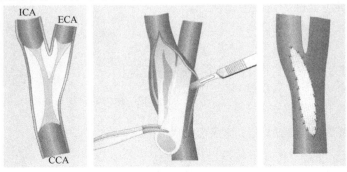

图 2-13　颈动脉内膜切除术（CEA）

ICA：颈内动脉；ECA：颈外动脉；CCA：颈总动脉

2. 颈动脉支架成形术（CAS） CAS通过股动脉的穿刺小孔，将保护装置透过导管送至颈部动脉，再置放支架，即可将已呈现硬化、狭窄的颈动脉部位撑开。

CAS将气囊的微导管导入到狭窄处进行扩张，然后导入特制的金属支架，置入到血管狭窄并进行扩张，从而达到目的（图2-14）。

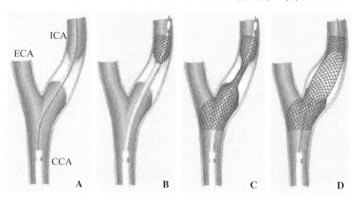

图2-14　颈动脉支架成形术（CAS）

怎么预防颈动脉狭窄？

颈动脉狭窄的主要原因就是动脉硬化，要想预防和延缓颈动脉狭窄，主要是控制动脉硬化发病的因素。

（1）严格控制好血压、血脂、血糖。

（2）戒烟、限酒。

（3）积极进行体育锻炼，控制体重。

（4）定期进行颈动脉斑块筛查。

（向　斌）

2.3.3　"心痛"别等待

半个月前的一天，老王像往常一样和老伴到公园晨练，突然感觉胸口疼痛难忍，就像压了块大石头，喘不过气，大汗淋漓。老王以为是运动累了，休息一会就会好。可老伴不放心，赶紧电话拨打"120"，直奔医院做了检查，结果显示心脏的一根血管已经全部堵塞了，被确诊为急性心肌梗死。医生立即为他进行了介入手术治疗，老王才算捡回一条命。

不可忽视的心肌梗死前兆

急性心肌梗死是临床上最严重的心血管病之一，发病率、死亡率都很高，严重危害人民的健康，一旦延误治疗就有可能失去生命。如果不是老王的老伴及时拨打"120"，把老王送至医院，老王就可能已经一命呜呼了。因此，如果能抓住急性心肌梗死前的一些预警信号，及时进行治疗，就可以修复受伤的心肌，减少心肌坏死的数量，有效提高生活质量。

急性心肌梗死患者 70% 有先兆症状，主要表现为以下五点：

（1）突然发生"心痛"，或原有的"心痛"突然明显加重。

（2）剧烈而持久的"心痛"——胸骨后压榨样疼痛，一般持续时间会超过 15 分钟，休息及含服硝酸甘油无法缓解。

（3）伴有烦躁不安、出汗、恐惧、胸闷或有濒死感。

（4）有少数人可能无明显"心痛"，但会出现血压低（休克）或气促、不能平躺、大汗、泡沫样痰等症状。

（5）诊断过冠心病的人突然出现不明原因的胸闷、心慌、气促、休克或晕厥等。

做什么检查可以确诊呢？

出现上述症状，一般需要做以下检查：

1. 心电图　心电图上会出现像一面面小旗帜飘扬的图形，医生称其为 ST 段显著改变，宽而深的 Q 波（病理性 Q 波）、T 波倒置。

2. 心肌损伤标志物的检查　包括肌酸激酶、磷酸激酶、肌钙蛋白等，它们都是心肌内特有的，正常的情况下，这些酶存在于心肌细胞内，只有当心肌细胞损伤时，才会释放到血液里，抽血检查就会发现高于正常。

如何治疗

心肌梗死的抢救就是尽快地疏通血管，目前只有部分大型医院可以做到急诊介入手术治疗，也就是故事主人公老王到医院后做的冠状动脉造影术加支架植入术，是最快、创伤最小、最佳的对症治疗方案。另外，还可以选择外科急诊冠状动脉搭桥手术，但是相对介入治疗，外科手术对患者的创伤较大，术后的恢复也需要更长的时间。而如果没有手术条件，最常见的解除阻塞的治疗，就是用药物进行溶栓治疗。然而，这种方法是凭医生的经验，根据患者的表现以及一些化验指标等进行综合判断。因此急诊介入治疗已逐渐成为主流的治疗手段。

介入手术治疗是如何疏通血管的?

心脏的血管分为左、右冠状动脉,当发生急性心肌梗死的时候,医生可以通过心电图初步判断是哪支冠状动脉发生了闭塞,通过冠状动脉造影术获知准确的血管信息。

冠状动脉造影术是通过穿刺外周动脉血管(一般选择穿刺桡动脉或股动脉),切口仅1~2毫米,送入直径为2毫米的造影导管至冠状动脉开口,注入少量造影剂,使冠状动脉显影,准确显示血管情况,一般仅需10~20分钟。再根据造影情况,进一步选择治疗方案,比如经皮冠状动脉支架植入术,通过造影的穿刺部位,送入导管、导丝等器材到冠脉的狭窄或阻塞部位,对血管局部进行扩张,选择与血管匹配的支架植入在冠状动脉狭窄的部位,也就是说用特殊的器材把血管"撑起来"。从而达到恢复血流的目的。

植入支架后应注意什么?

急性心肌梗死的患者在植入支架后,需要卧床休息,减少活动,毕竟"心脏君"闯了一趟鬼门关,要给它一些喘息的时间,恢复元气。医生和护士会根据"心脏君"的情况,指导患者逐步活动,增强心功能。

植入支架仅仅是疏通了堵塞的冠状动脉管道,患者原有的血脂异常、血管内皮损害以及其他一些导致发生血管粥样硬化的因素依然存在,并不会因为植入支架而改变,因此要求患者必须遵照医嘱坚持服药,包括抗血小板、降低血脂、改善微循环等药物,控制好血压、血脂、血糖和血黏度。原有高血压、糖尿病和脑血管病的患者,更要重视原发病的治疗和定期检查。

患者还需要改变以前一些不良的生活方式,比如宅家不爱运动、熬夜、吸烟、饮食不节制,爱吃肉等。除此之外要在医生的指导下进行心脏康复运动或根据自己的实际情况进行锻炼。像老王这样的冠心病患者不建议太早起来到室外活动,尤其是冬季气温低的情况,在运动前最好先做5~10分钟的热身运动,运动以轻微出汗为准,运动后原地休息10分钟左右。另外注意饮食清淡,多吃富含维生素C的水果蔬菜。注意控制自己的情绪,保持乐观的生活态度。

如果术后一个月内再次出现胸闷、胸痛,要考虑是否有血栓形成或半年内出现胸闷、胸痛,尤其是与以前发病时的症状相似,应高度怀疑发生了支架内再狭窄(即植入支架的部位又堵塞了)。一旦出现这类症状,需要立即入院检查。

(李 颐)

2.3.4　降压药无效时查查肾动脉

　　60岁的孙大爷最近体检查出了高血压,在当地医院买了降压药吃了,可降压药吃了 1 个多月血压还是没降下来,心想自己是吃了假的降压药吗(图 2-15)? 为了解答心中的疑惑, 张先生前往某三甲医院

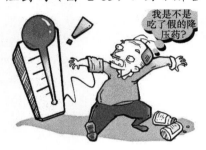

我是不是吃了假的降压药?

图 2-15　我是不是吃了假的降压药?

寻求答案。医生让孙大爷做了一系列的检查后,最后增强 CT 发现孙大爷的左肾动脉狭窄了, 这才是引起孙大爷高血压降不下去的罪魁祸首。医院的介入血管外科医生在孙大爷狭窄的肾动脉放了个支架, 把原来狭窄的肾动脉给撑开了, 手术后孙大爷血压果然马上就降下来了, 降压药也不要吃了。

什么是肾动脉狭窄?

　　大家对肾脏最大的印象就是它与我们排泄尿液息息相关,但很多人不知道肾脏与我们的血压调节也密不可分。肾动脉是腹主动脉的分支,我们的肾脏是由肾动脉供血的,当一侧或双侧的肾动脉发生狭窄时(图2-16),从腹主动脉流入肾动脉的血流就减少了,肾脏缺血就会产生一种物质,这种物质通过一系列反应会造成我们的血压升高。肾动脉狭窄所导致的高血压一般是很顽固的, 血压可以高达 180mmHg 甚至是 200mmHg 以上,而且很难用药物控制。这就是为什么孙大爷明明吃了降压药,可血压却降不下来。

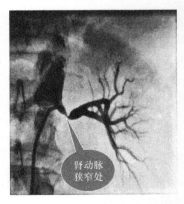

肾动脉狭窄处

图 2-16　肾动脉造影显示肾动脉狭窄

为什么肾动脉会狭窄?

　　肾动脉狭窄可以发生在各个年龄层中,最常见于中老年人,但也有不少年轻人也会出现肾动脉狭窄。中老年人的肾动脉狭窄大多是由于肾动脉粥样硬化斑块堵塞肾动脉所致,粥样硬化斑块就好比一条河流里堆积的淤泥一样, 年龄越大, 堆积的淤泥越多;而年轻人大多是由于大动

脉炎或肌纤维发育不良引起的肾动脉狭窄。高龄、高血压、高血脂、吸烟、糖尿病都是动脉粥样硬化斑块形成的重要因子，所以这类患者肾动脉狭窄的发生率会更高。

肾动脉狭窄有什么危害？

轻度的肾动脉狭窄不会对人体有很大的影响，但当肾动脉狭窄到一定程度，一般认为狭窄程度＞70%时就会对人体造成危害。肾动脉狭窄越严重，对人体的危害也越严重。肾动脉狭窄主要的两个危害：一是对肾脏本身的影响。肾脏缺血会导致肾功能的下降，以及部分肾组织可因为血液供应不足而坏死，严重时甚至可导致肾衰竭或肾萎缩；就好比田里的庄稼一样，如果给它浇水少了就会蔫掉，如果一直不浇水最终就会枯萎。二是对血压的影响，当肾动脉狭窄到一定程度后，肾脏缺血会使肾素分泌增多，肾素-血管紧张素-醛固酮系统（RAAS）激活，通过一系列反应引起血压升高；这也是肾脏自我保护的一种方法，血管堵了能流进来的血液少了，那就升高血压给狭窄的肾动脉增加压力来增加流进肾动脉的血流量。

如何发现肾动脉狭窄？

肾动脉狭窄诊断的辅助检查有很多，主要分为无创检查和有创检查。无创检查主要包括肾动脉B超、螺旋CT血管成像和磁共振血管成像等；有创检查主要指肾动脉血管造影，这是肾动脉狭窄诊断的金标准。如果肾动脉造影确诊了肾动脉狭窄，患者无明显手术禁忌证的情况下，还可以同时做介入治疗，这就需要专业的医生来评估了。

肾动脉狭窄了，我该怎么办？

如果你因为顽固性高血压或者肾功能下降去医院检查，最后确诊了肾动脉狭窄，不必慌张，肾动脉狭窄的治疗还是有很多种选择的。对于肾动脉狭窄的治疗主要包括内科治疗、外科治疗及介入治疗。内科治疗主要以药物降血压治疗为主，针对肾动脉狭窄程度较轻的患者，可以通过药物将血压控制好，不过也不能放松警惕，要注意监测血压并定期去医院复查。一般认为当狭窄程度超过70%时就需要进行外科干预，防止肾脏严重缺血造成肾脏不可逆损伤以及难治性高血压。外科干预治疗包括外科及血管腔内介入手术，介入治疗（图2-17）主要是通过球囊或支架将原本狭窄的肾动脉扩张开（图2-18），让它恢复正常的血流量来维持肾脏的运转。血管腔内介入治疗手术，因其创伤小、安全性高、疗效显著已成为肾动脉狭窄患者的主流选择。

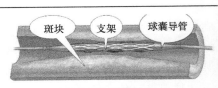

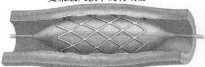

支架放入狭窄的肾动脉

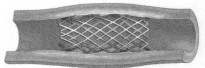

球囊扩张支架被撑开

球囊放气撤出,安放支架

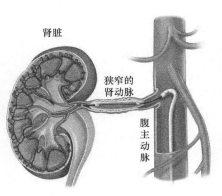

图2-17 肾动脉狭窄的介入治疗

图2-18 肾动脉狭窄球囊扩张+支架植入术

放了肾动脉支架需要注意什么?

放了肾动脉支架并不意味着就可以一劳永逸了,对抗肾动脉狭窄的"战争"还要继续。因为不是放了支架肾动脉就不会再狭窄了,我们必须针对肾动脉狭窄的病因进行治疗。例如,动脉硬化的患者要注意低盐低脂饮食,必要时还要通过药物降脂,大动脉炎的患者就要去专科进行大动脉炎的治疗;支架放在动脉里是个异物,容易引起血小板聚集形成血栓,所以放了支架的患者需要终身服用抗血小板药物,防止支架内形成血栓,再发堵塞。除此之外,还需要我们按照医生的嘱咐定时去医院检查,监测支架内血流通畅情况。

血压控制不好,不要再怪降压药了。"肾动脉狭窄"导致的高血压,实际是隐形杀手,不可忽视。但是只要我们了解这个"敌人",早发现早干预早治疗,就能保护我们的肾功能,改善预后。

(方志勇)

2.3.5 男人"痛经"为哪般?

"痛经"到底是一种什么样的体验,对男性来说算得上是一个"未解之谜"。然而,"痛经"竟然发生在48岁的老李身上。老李患有冠心病,但作为家里的顶梁柱,难免应酬、熬夜,又爱吃辛辣食物、吸烟等,近日突发剧烈腹部绞痛,妻子笑他"痛经"(图2-19)。一杯红糖水下肚并无缓解,立即就近送医。后经该医院血管外科会诊指出:这不是普通的腹痛!可能患有肠系膜上动脉栓塞,如不及时处理,随时可能有生命危险!

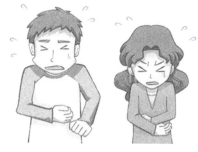

图 2-19 男性也"痛经"?

什么是肠系膜上动脉栓塞?

肠系膜上动脉栓塞是指血栓进入肠系膜上动脉,发生急性部分或完全性血管闭塞,肠系膜上动脉供血突然减少或消失,导致肠壁急性缺血、坏死(图 2-20)。类似于心肌梗死、肺栓塞和脑血栓,都是各种原因引起的血栓堵住了重要器官的血管。

肠系膜上动脉栓塞其表现为剧烈腹部绞痛,不能用药物缓解。通过实验室检查(白细胞)和相关辅助检查(X 线、选择性动脉造影、腹腔血管三维重建等)可明确诊断。

肠系膜上动脉栓塞具有起病急、发展迅速、死亡率极高的特点。多发生在 40～60 岁,年发病率约为 8.6/100 000,病死率却高达 36%～89%,男性较女性多见。其临床表现易与其他急腹症混淆,应引起血管外科医师的高度重视,早期诊断和正确选择手术方式是降低死亡率的关键。

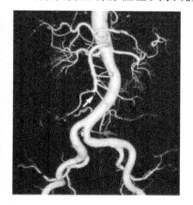

图 2-20 肠系膜上动脉栓塞影像图

肠系膜上动脉栓塞的血栓哪里来的?

肠系膜上动脉栓塞的血栓主要来源于心脏,故多见风心病、冠心病、感染引起的心内膜炎及近期有过心肌梗死的患者,上述案例中的老李就属于这种情况。亦可来自于大血管内壁斑块的脱落和细菌栓子等。

血栓为何偏爱肠系膜上动脉?

这主要与肠系膜上动脉的解剖结构有关,肠系膜上动脉从我们体内的大血管腹主动脉分出，并与腹主动脉血流的方向一致，且管腔较粗，脱落的血栓易于进入肠系膜上动脉，类似于泥沙淤积在河床上，从而引起血管部分或完全性闭塞。

肠系膜上动脉栓塞的典型表现

早期临床表现为 Bergan 等提出的三联征：剧烈的上腹和脐周疼痛；剧烈的恶心、呕吐或腹泻；有过心血管或其他器质性的心脏病。

（1）腹痛：进食后出现弥漫性腹部绞痛，可从上腹向后背放射。腹痛发作与进食量多少相关，一次发作可持续 2～3 小时。亦可表现为进食后胀满不适或钝痛。

（2）恶心、呕吐、腹泻：剧烈绞痛可伴发恶心、呕吐，呕吐物为血性物，随症状进行性加重，肠道供血不足可表现为慢性腹泻，粪便量大，呈泡沫状，营养大量丢失，患者可体重减轻和营养不良。

（3）肠系膜上动脉栓塞的血栓主要来源于心脏，故患者常伴有冠心病、风心病、心内膜炎、心肌梗死等高危因素。

如何治疗？

对于腹膜刺激征阳性，肠道缺血严重患者，我们采用传统方法剖腹探查取出血栓，行肠切除和小肠吻合术。但传统手术准备时间长，治疗创伤大，恢复时间长，术后并发症多，预后不良。

区别于传统的外科开刀手术，微创介入治疗就像疏通河流一样，把一根溶栓导管（周围有几十个侧孔）直接留置在发生血栓的血管内，经导管将溶栓药物直接作用于血栓，加速血栓的溶解，从而使血管恢复供血。该治疗方法不仅适用于肠系膜上动脉血栓，还适用于身体其他部位血栓。对患者创伤小、恢复快、预后好，逐渐成为主流的治疗手段。

肠系膜上动脉栓塞介入术后要注意哪些事项？

（1）出院应注意饮食安排，2 个月内鼓励患者少量多餐，饮食宜低盐低脂、清淡、易消化，要多吃含维生素的食物，如绿色蔬菜、胡萝卜、番茄、菠菜、白菜等。进食量随着活动量逐渐增加，不宜过饱以免增加肠道负担。不建议进食牛奶，因牛奶易引起腹胀。

（2）积极治疗控制原发病，控制危险因素。戒烟、酒，低盐低脂饮食，控制低密度脂蛋白（LDL）在 100mg/dL 以下，控制血糖，使糖化血红蛋白在 7%以下，控制血压于 130/80mmHg 以下，有文献表明高血压、高血脂、高血糖、吸烟等是心脑血管疾病的高危因素。

（3）需注意排便情况及腹部感觉，观察体重是否逐渐增长。出现急性腹痛、腹泻或排血便时，考虑有肠缺血，应及时就医。出院 1 个月后门诊复诊，评估血管通畅情况。

（4）遵医嘱口服抗血小板、改善微循环的药物，勿自行停药，并观察全身有无出血点、鼻衄、牙龈出血等，若有不适及时就医，评估血液凝血指标。

（余登峰）

2.3.6　不能远行的腿痛

老王最近腿脚出毛病了，半年前还能走上一里路，现在几十步就坚持不了，需站在原地休息几分钟才能迈开步子继续。以往下班到家里一刻钟的路程，如今这般走走停停差不多一小时！期间也去过医院看病，起初说是"风湿痛"后来当"骨痛"治，药是吃了不少，可就是不见效，最后，还是在血管外科找到症结所在——下肢动脉硬化闭塞症，医生说是下肢的血管"生锈"了。因此，血管腔变小甚至堵塞了，血液供应不上来，因此不"通"则"痛"（图 2-21）。

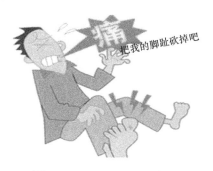

图 2-21　不"通"则"痛"

血管为什么会"生锈"？

血管"生锈"在医学上称为"动脉粥样硬化"，随着年龄的增长，人的血管内膜会不同程度地出现脂质堆积，久而久之会影响到动脉壁的弹性而逐渐硬化，外观呈黄色粥样改变故称"粥样硬化"（图 2-22）。动脉

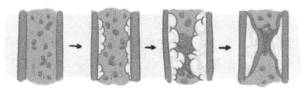

当血中的脂质成分沉积在通往下肢的动脉内膜下，或内膜下的平滑肌细胞增殖，导致内膜面向管腔内突起，造成管腔狭窄，通往下肢的血流减少

图 2-22　动脉粥样硬化示意图

粥样硬化的结局就是血管狭窄甚至闭塞，导致供血器官的缺血：发生在心脏的血管（冠状动脉），就会导致心绞痛甚至心肌梗死；发生在脑部的血管就会导致脑梗死，即卒中俗称"中风"；发生在下肢的血管就会引起腿痛甚至坏疽！

引起动脉粥样硬化的因素有很多，其中最明显的危险因素包括：高血压、高血脂、高血糖、高龄、吸烟。

腿痛不只是"风湿科"和"骨科"的事

像老王这样的腿痛患者往往起初被当作"风湿病"或"骨病"诊治，鉴别的要点在于下肢动脉硬化闭塞症的特征性表现：走走停停，医学术语为"间歇性跛行"，刚开始行走的时候并没有不适感，一段路程后才感觉疼痛，并如此反复，"风湿痛"或"骨痛"并不具备此特点。

如果排除了"风湿痛"和"骨痛"，别忘了去血管外科去看看（图2-23）！

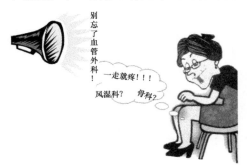

图2-23 腿痛不只是"风湿科"和"骨科"的事

下肢动脉硬化闭塞症的典型表现

第一阶段（轻微主诉期）：感觉患肢皮温降低、怕冷，或者轻度麻木，活动后容易疲劳、乏力、酸胀。

第二阶段（间歇性跛行期）：患者行走时，由于缺血和缺氧，小腿肌肉产生痉挛，疼痛和疲乏无力，需要停下来休息片刻，等症状有所改善才能继续行走，如此反复。起初行走距离稍长如一公里，随着病情加重，行走距离越来越短而休息时间越来越长。

第三阶段（静息痛期）：病情进展，患者哪怕不行走或休息时都感觉下肢疼痛，甚至彻夜难睡眠，抱膝而坐，这个时期，患者精神和躯体都感到巨大痛苦，往往产生截肢的想法。

第四阶段（组织坏死期）：缺血肢体出现组织坏死，皮肤温度明显降低，肢体末端（足部）出现溃疡，足趾呈现暗紫色坏死表现，并逐渐向上发展到足、踝甚至小腿（图2-24），毒素经过血液进入身体，发生全身中毒，严重时威胁生命！

除了上述的早期典型表现，普通百姓也可以自己当一回"医生"，通过触摸双侧足背动脉的搏动强弱可以初步判断下肢动脉是否缺血（图2-25）。

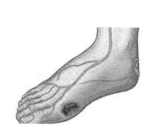
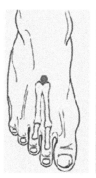
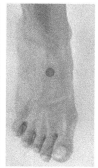

图2-24　足部溃疡、坏疽　　　　图2-25　足背动脉搏动触摸点

如何治疗？

可分为非手术疗法和手术疗法。

非手术疗法包括控制饮食，适当锻炼，忌烟，保暖；应用降血脂药物、血管扩张剂及中医药；抗血小板聚集、肢体负压治疗等促进侧支循环建立。非手术疗法仅能延缓下肢动脉硬化闭塞的病程进展，不能从根本上解决下肢动脉硬化闭塞症血管的狭窄、闭塞。

手术疗法：传统手术（开刀）和微创腔内治疗（介入治疗）。

随着现代医学的发展，腔内治疗逐渐成为主流的治疗手段。

微创介入治疗是怎样"打通"血管的？

区别于传统的开刀手术，微创介入治疗就像疏通下水道一样，只需在血管上穿刺（通常是股动脉），然后通过穿刺口引入导丝，用导丝通过狭窄段或钻过闭塞段后，再通过导丝引入扩张设备（球囊或支架），把血管"撑起来"，从而恢复血流（图2-26、图2-27）。

下肢动脉的保健

1. 运动锻炼　跑步机锻炼和行走是治疗跛行最有效的运动。运动强

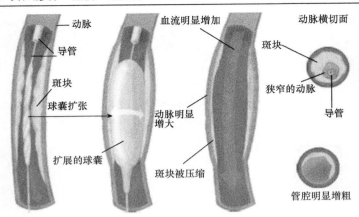

图 2-26　球囊扩张成形

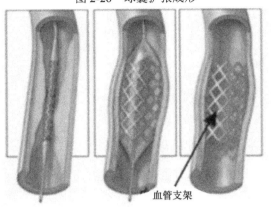

图 2-27　血管支架成形

度：行走速度应设定在 3～5 分钟即诱发出疼痛跛行症状时的速度，在这一负荷下行走至产生中等程度的疼痛症状，然后站立或坐下休息使症状缓解，而后继续上述行走。运动持续时间：在每节运动过程中应该重复运动-休息-运动过程。最初锻炼时需进行总计 35 分钟的行走，随后每次锻炼增加 5 分钟直到完成总计 50 分钟的行走，并以此强度和时间锻炼下去。运动频率：每周锻炼 3～5 次。

2. 生活习惯及危险因素控制　戒烟、酒，低盐低脂饮食，控制低密度脂蛋白（LDL）在 100mg/dL 以下，控制血糖，使糖化血红蛋白在 7% 以下，控制血压 140/90mmHg 以下，若合并糖尿病或肾疾病则应控制血压于 130/80mmHg 以下。

3. 出院后调理 出院后需要长期口服的抗血小板、改善微循环的药物，并定期复查血液凝血指标，调整口服药用量，避免过量服用导致出血。

（姚袁晖 莫 伟）

2.3.7 脚痛医心真不是忽悠

已过耄耋之年的王奶奶，膝下儿孙满堂，虽然偶有胸闷不适，但身体依然健朗，每天都可以在家里的院子里晒晒太阳。但这天老人家突然下不了床，抱着右脚直叫唤。家人急忙把她送到医院，检查后发现整个右脚发黑，摸上去冷如冰山。医生说这是得了要命的病，赶紧送到医院的血管外科，后来做了手术才挽救过来。但医生说这个病根在心脏，脚痛要医心，从此要长期吃抗凝药。

医生说脚痛要治心，不是瞎说

我们的心脏是生命的源泉，是我们身体的发动机。很多老年人都有心脑血管方面的疾病，其中有一种心律不齐的疾病，这种疾病会导致心脏的跳动失去正常节律，那么我们血管里的血液流动也会出现断续或不规则，这就会导致血液中的成分沉析出来形成血栓。这些血管中的"水垢"一旦形成就会把血管堵塞，导致器官或组织缺血坏死。而这些"水垢"会堵塞哪些地方是无法预测的。

王奶奶就是下肢的血管堵塞后，肢体缺血坏死，出现肢体发黑，温度下降。只有将堵塞的血栓尽早地取出来，才能复通血管恢复供血，但如果缺血时间过长，即使恢复了供血，那些坏死的神经和肌肉也将难以恢复，其所产生的毒素将严重危及生命，甚至后来被迫截肢。因此这是一种致命也致残的急危重症。而绝大多数患者的病根就是心脏的不规律跳动，因此脚痛还得治心脏病。

治疗的关键在于尽早地确诊和尽早地取出血栓，否则可能需要截肢才能保命，将带给患者肉体和精神上的双重打击。

哪些情况下容易出现急性下肢动脉栓塞？

急性下肢动脉栓塞是指从心脏或主要动脉上的附着物脱落后顺着血流到达远端，并阻断肢体供血，从而会导致相应肢体缺血甚至坏死的一种疾病，起病急骤，是一种急危重症。

按照栓子来源可分为：

1. 心源性 是最常见的原因，包括风湿性心脏病、心脏瓣膜性病变等患者，他们往往合并心房颤动，瓣膜上容易新生赘生物，血液湍流容易产生血栓；也包括发生心肌梗死后，心脏运动不协调导致心腔壁上容易附着血栓，这种血栓极易脱落而且体积较大。

2. **血管源性**　在动脉瘤或动脉粥样硬化基础上，动脉壁上的粥样物质、血栓和胆固醇结晶的混合物，脱落导致栓塞。

3. **医源性**　动脉置入导管或血管腔内治疗，都可能诱发局部血栓形成或动脉斑块破裂，从而引起动脉栓塞。

急性下肢动脉栓塞的典型表现？

症状与栓塞范围、程度及时间直接相关，但往往疼痛是最早出现的症状。在一些特殊患者，如糖尿病周围神经病变患者，可能会以肢体发凉或麻木原因来就诊。但如果患者没有得到及时有效地治疗，患者的症状将会逐渐加重，逐渐出现肢体组织的坏死，如肢体运动障碍、发黑、感染甚至坏死。

最典型的临床表现为 5P 征：无脉（pulselessness）、疼痛（pain）、苍白（pallor）、感觉异常（paresthesia）和麻痹（paralysis）。

1. **疼痛**　突然发生的患肢的剧烈疼痛，是最为多见的早期症状。但对于已经存在神经病变的部分患者仅感酸痛或钝痛，少数患者疼痛并不明显，而是感觉丧失与麻木。肢体远端疼痛最为剧烈，活动时疼痛加重，因而使活动受限。

2. **感觉异常和运动障碍**　栓塞部位远端由于周围神经的缺血而引起感觉及运动的障碍。出现感觉的丧失或感觉异常，自觉患肢麻木，有针刺样感；栓塞近端有感觉过敏区或感觉减退区，感觉异常多为袜套式；栓塞程度较重时会导致相应区域的肌肉缺血，而出现缺血性痉挛现象。而栓塞范围较大时，缺血的肌群会出现功能障碍，临床表现为下肢运动障碍，活动无力，关节失动，可出现足下垂。是提示缺血程度的一个重要信息。

3. **皮色苍白**　动脉栓塞后，由于组织缺血，皮肤乳头层下静脉丛血液排空，皮肤呈蜡样苍白。若皮下浅血管仍有少量血液存留，亦可出现青紫色斑块及条纹。如未及时治疗，可发生坏死呈紫黑色，以手足远端明显。

4. **皮温降低**　皮肤温度明显降低，触之冰凉，受累肢体皮温降低比栓塞部位低一个关节平面，越远降低越明显，而且界限清楚。是临床初步判断栓塞层面的重要依据。

5. **动脉搏动减弱或消失**　动脉栓塞处常出现反常性搏动增强的表现，并伴有压痛，而其远端则会出现动脉搏动减弱或消失。如栓塞肢体严重缺血超过 4 小时，即可发生坏死。

如何治疗？

虽然下肢的肌肉组织耐受缺血的能力较强，缺血坏死的时间一般在 4～8 小时，但截肢率随着动脉栓塞时间的延长而上升。由于肌肉的支配神经的耐受缺血能力较差，如果时间过长，即使恢复血流，肢体残留的功能也较差，因此手术时间越早越好。手术治疗包括两种：切开取栓和介入溶栓治疗。

1. **手术取栓** 是治疗下肢动脉栓塞的重要方法，取栓应争取在发病起 6 小时内进行，一般不超过 12 小时。即使超过时间窗，如果评估患者能耐受手术仍应首选手术取栓。

2. **溶栓治疗** 目前介入动脉导管溶栓是溶栓治疗的主要手段，栓塞发生 14 天内，行导管溶栓都是有效的。相对于手术治疗的优势在于创伤较小，可以溶解细小动脉内血栓，逐渐开放侧支，减少缺血再灌注损伤，但如果血栓体积过大或因赘生物和脂质成分导致的栓塞，清除效果就会较差，可能会延误病情。

不管是采用何种手术方式，治疗的原则应是在保障生命安全的基础上进行，其次是保持肢体完整性，最后才是恢复肢体功能。在患者身体无法耐受治疗或再灌注损伤导致多器官功能不全时，需及时行血液透析甚至截肢。待患者进入恢复期后，要对栓塞来源采取针对性治疗，并予以长期抗凝治疗，降低再发栓塞的风险。

（颜　鹏）

2.4　"回水管"出问题了——静脉性疾病

2.4.1　脸部浮肿的罪魁祸首竟然在胸腔

最近爱美的王女士有个烦心事，感觉脸和颈部有些浮肿，紧接着右手和手臂也变粗——肿了，眼睛都有些睁不开了。王女士去医院检查，也不知道看什么科。后来多方打听、经人介绍，找血管外科医生做了个胸部的 CT 才发现，原来是胸部一根大静脉——上腔静脉堵了，血流受阻，所以脸和手才肿了，即所谓的上腔静脉阻塞综合征。同时还发现，好像肺部长了个瘤子，压迫了静脉，才导致了上述症状。

什么是上腔静脉？

人体的血管分为动脉和静脉，动脉负责将心脏的血液送至全身各个器官，而静脉负责将全身的血液回收至心脏，完成循环，如此反复。笼统地说，头和手的血液经由上腔静脉（图 2-28）回流心脏，而身体和下肢的血液经由下腔静脉回流心脏。王女士就是因为上腔静脉堵塞了，头和手的血液回流不畅，才导致了脸和手的肿胀。这就好比高速公路塞车，后面的车不能前行，想办法绕小路回到目的地——心脏，虽然大部分血液还是回流了，但局部压力还是增高，肿胀就在所难免了。

引起上腔静脉"堵车"的原因有哪些？

基本上可分为恶性和非恶性两类，其中恶性占到 80%～90%，最常见的病因就是肺癌。上腔静脉行走于左右两肺之间，好比高山间穿行的河流，如果高山局部增大——长了肺癌，正好在上腔静脉旁边，那就让这条河流变窄（图 2-29），上游的水无法顺利通行，上游就会涨水——脸和手肿胀。非恶性原因主要是指上腔静脉内血栓或其他原因导致本身的闭塞。如中心静脉置管、心脏起搏器植入、透析置管植入等，反复进行的穿刺或器械本身的反复刺激，损伤血管内膜，导致血管内血栓形成。好比河流里滚入了落石或者树枝，堵塞了河道，上游也会涨水。

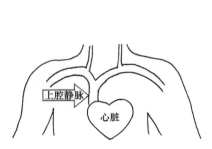

图 2-28　上腔静脉示意图

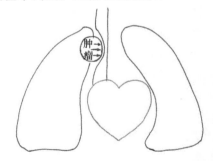

图 2-29　肿瘤把上腔静脉压出"小蛮腰"

上腔静脉阻塞综合征有些什么表现？

我们怎么去发现这个疾病呢？像上述王女士一样，脸肿、手肿是其常见症状，同时还可以看见上胸部水肿或者浅表的静脉显露扩张，这就是血流自己找的小路回流的结果。有些患者因血液回流减少，供氧不足，导致呼吸困难，或者压迫所致的咳嗽、声嘶等；头部肿胀严重时出现脑水肿所致的头痛，甚至脑袋里静脉也长血栓，那就很危险了。

如果怀疑有上腔静脉阻塞综合征，行胸部增强 CT 可基本明确诊断；如果能做 CTV（CT 静脉成像）就能更清楚的显示静脉受压形态和侧支循环开放的情况。同时，还能基本明确梗阻的原因，如是不是肺部肿瘤等情况。如果不幸发现是肿瘤，还需要通过活检等进一步检查明确肿瘤性质，以便对症进行治疗。

怎么治疗？

谈到治疗，可根据不同的病因、症状及严重程度采取不同的方式。如果是肿瘤等的压迫，就要想办法"愚公移山"，行外科手术切除肿瘤；如果移不走，就采取放化疗等方法让"大山"变成"小山"，减轻压迫。当然也可以学"大禹治水"，以疏为主，通过外科手术等方式切除血管内血栓、癌栓或者其他堵塞血管的东西。

以上的办法似乎都"大动干戈"，有没有什么办法能又快又好吗？随着血管介入技术的飞速发展，上腔静脉内支架植入术已经成为上腔静脉阻塞综合征的首选治疗方式。通俗来说，通过皮肤上穿个小针眼进入静脉，用特殊的器械进入到梗阻的上腔静脉，并在狭窄或者堵塞的"河道"中找到一丝缝隙，再植入支架撑起这条被压塌的"高速公路"，让血流恢复通畅（图 2-30）。这种介入手术与常规的开刀和放化疗相比，创伤极小——仅仅一个针眼，并发症也极少，却可以起到立竿见影的效果。阻塞症状缓解后，再根据病因进行相应的治疗，患者的舒适度会好很多。

总之，上腔静脉阻塞综合征是一种因肿瘤压迫或自身血栓形成所导致的一种危急重症，介入手术能安全、有效、迅速地缓解症状，是首选的治疗方式。

通过介入治疗，王女士的脸、脖子和手臂的水肿慢慢消退。王女士跟朋友打趣道：脸肿不是"死壮"（strong）是"虚胖"，介入疏通血管重塑我美颜。

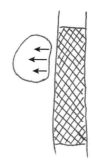

图 2-30　支架支撑起上腔静脉

（欧阳尚）

2.4.2　身怀"鬼胎"原来是入肝血流受阻

家住湖南湘西的农民魏叔 50 多岁了，从十几岁起就爱喝酒。近期肚子日益膨大起来且不知缘由，就像是身怀六甲一样，村里长辈认为可能是邪气入体，导致"身怀鬼胎"，好比《西游记》里面唐僧和猪八戒喝了女儿国河里的水导致怀孕一样。魏叔闻之色变，立即挺着个大肚子去医院就诊。先去了妇产科，发现并无妊娠迹象，又去了内科，医生详细询问病史后说：很可能是门脉高压。

什么是门脉高压？

门静脉高压是指由门静脉系统压力升高所引起的一系列临床表现，是一个临床病症，为各种原因（我国多为布加综合征、病毒性肝硬化和酒精性肝硬化以及血吸虫肝硬化等）所致门静脉血循环障碍的临床综合表现，所以门静脉高压患者在临床上往往表现出门静脉高压和原发病的症状。门静脉高压最常见表现有脾脏肿大、食管胃底静脉曲张破裂出血和腹水。通俗地说，就是正常的高速公路（肝）不能运行，大家都去走乡间小道（胃底食道静脉）。急性阻塞时，常有上腹痛、肝脏肿大，可迅速出现大量腹水且是顽固性、难治性腹水。如果交通压力继续增加，这个乡间小路承担不了这么大的交通压力就出状况（破裂出血）。

门脉高压怎么治？

门脉高压也不是不治之症。面对滔滔洪水，大禹从鲧治水的失败中汲取教训，改变了"堵"的办法，对洪水进行疏导，取得了成功。对于门脉高压带来的一系列问题，处理的原则也是一样，给予疏通。目前除

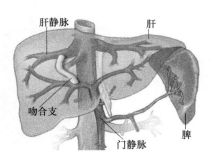

肝静脉　　肝

吻合支

脾

门静脉

图 2-31　介入方法人工建立吻合支"泄洪"

了采取药物降低门脉压力加上常规胃底食道静脉套扎打胶的办法之外，最佳的办法就是在门脉和肝静脉之间建立一个人工血管的分流道"泄洪"（图 2-31）。这项技术称为：经颈静脉肝内门体静脉分流术（transjugular intrahepatic portosystemic shunt，TIPS），它不仅能对门脉高压症导致的各类静脉曲张破裂出血起重要预防作用，也可以有效地改善腹水、脾大、脾亢等问题。

通过建立一个新的分流道，一个新的血液循环，有效降低门脉压力，"鬼胎"就自然消失。

对于明显的脾肿大或脾功能亢进的患者，可行外科手术，切除部分脾脏，或行介入手术栓塞部分脾脏，以达到降低脾功能亢进的效果，并采用内科治疗方式，以药物升血小板，升白细胞治疗。除此以外，针对门脉高压，外科治疗手段还有腹水颈内静脉转流术、肝移植等，但都属于创伤比

较大的手术；内科治疗方式主要是增加血浆胶体渗透压、利尿、改善贫血等。

（孙　林）

2.4.3 为何"脚肿"3年都没治好？

赵大爷最近可谓流年不利，先是3年前莫名其妙开始脚肿，渐渐的脚的皮肤颜色都变黑了，多次去医院看过几个专科、试过多种疗法，都未对症。最近一段时间更是"雪上加霜"，肚子大了，甚至连"蛋蛋"都肿了。后来挂了一个血管外科的号，找介入血管外科医生做了个血管造影才发现，原来是腹部一根大静脉——下腔静脉在流经肝脏时堵了，血流受阻，所以导致肚子里长水——大了，脚淤血——肿了。医生说，赵大爷这种病叫"布加综合征"。

什么是布加综合征？

不像高血压、糖尿病，很多人都熟悉，布加综合征——普通老百姓可能听了都不知道是啥病。我们知道，人体的血管分为动脉和静脉，动脉负责将心脏的血液输送至全身各个器官，而静脉负责将全身的血液回收至心脏，以此循环往复。通常来说，头和手的血液经由上腔静脉回流心脏，躯干（比如肝脏，肝脏的血液经由肝静脉→下腔静脉回流心脏）和脚的血液经由下腔静脉回流心脏。布加综合征是由于肝静脉或其开口以上段的下腔静脉狭窄闭塞，肝静脉和下腔静脉血液回心障碍所继发产生的一系列临床病症。如赵大爷就是因为肝静脉邻近的下腔静脉堵塞了，肝脏和下肢的血液回流不畅，才导致的肚子长水、脚肿。打个比喻，这就像高速公路塞车，后面的车不能前行，虽有小部分血液还是想办法绕小路（侧支血管）回到目的地——心脏，但更多的血液还是淤积在身体和下肢，时间久了，局部血管压力越来越高，肚子长水、脚肿就在所难免了。

布加综合征的病因有哪些？

一般认为与先天性血管畸形和体内血液高凝状态两类因素相关。血管畸形简单来说就是"娘胎里不足"——先天静脉发育障碍，亚洲国家大多由肝静脉以上的下腔静脉先天隔膜引起，西方国家则以肝静脉隔膜多见。体内血液高凝状态往往与妊娠、口服避孕药、肝脏外伤、真性红细胞增多症、抗凝血酶III缺乏、高磷脂综合征等相关，这些因素会导致静脉内血栓形成，这就好比"水管"里塞满了泥沙，堵塞了管道，是继发引起静脉狭窄和（或）闭塞的重要原因。

布加综合征有些什么表现？

像赵大爷一样，布加综合征患者临床表现可见："一黑"——下肢皮肤色素沉着，即双脚皮肤变黑；"二大"——肝、脾淤血性肿大，往往肋缘下可以触及；"三曲张"——胸腹壁静脉、精索静脉、大隐静脉曲张，胸腹壁、阴囊、下肢可见浅表的静脉显露扩张，晚期患者因严重的肝硬化、门脉高压往往会出现大量的腹水——"蛙腹"及反复地呕血、黑便危及生命，因其临床症状及其转归后期酷似肝炎后肝硬化常易被误诊误治。

哪些检查可以确诊？

目前临床诊断布加综合征的检查方法主要为超声、CT 和 MR。肝脏超声检查是无创、能最早最快发现本病的方法，CT/MR 增强扫描和血管重建可较清楚显示肝静脉和下腔静脉狭窄和闭塞的情况，有利于治疗方式的选择。下腔静脉和（或）肝静脉有创血管造影则为诊断本病的金标准。

怎么治疗？

谈到治疗，应根据不同的病因、梗阻类型及临床表现采取不同的个体化治疗方案，如急性血栓形成引起者，应及早使用药物抗凝治疗，完全梗阻者可行介入或手术治疗。传统的手术因需开腹在大血管上大动干戈，不但创伤大、恢复慢，而且操作复杂，风险极大。所以近年来介入治疗已成为布加综合征的首选治疗措施。介入手术治疗，通俗地讲就是通过在皮肤或血管上穿个小针眼，用特殊的器械进入到梗阻的下腔静脉或肝静脉段，并在狭窄或者堵塞的"管道"中找到一丝缝隙，通过球囊扩张或支架植入的方式，将狭窄闭塞段血管扩开或撑起，让血流重新恢复通畅。

总之，布加综合征是由于肝脏血液流出通道受阻引起的一种临床病症。介入微创作为布加综合征的首先治疗方式，创伤小、效果好——仅仅一两个针眼却能起到立竿见影的效果，且恢复快，并发症少，已被越来越多的患者所选择及接受，早期患者多数可以治愈，少部分存在复发，此类血管性疾患定期复查是极其重要的。

（龙 林）

2.4.4 难以启齿的 "蛋疼"

23 岁的小李是个高高帅帅的大小伙，从中学开始，学校上课久坐之后，小李就老感觉阴囊胀痛，又不好意思和其他人说起这事，就一直没管。小李准备今年"五一"节和女朋友领证结婚，婚前检查精液质量的几个重要指标都有问题，医生说这种情况怀孕可能会有点困难，奇了怪了，怎么会这样呢？做过阴囊彩超之后，医生告诉小李，其实这一切都是精索静脉曲张做的怪。

什么是精索静脉曲张？

精索静脉曲张是一种血管性疾病，是精索内蔓状静脉丛的异常扩张、伸长和迂曲，多见于青壮年男性，是引起男性不育的最常见原因。在男性不育患者中，精索静脉曲张的发生率差不多是男性人群的两倍。由于解剖的原因，绝大部分的精索静脉曲张病变发生在左侧。

年轻人精索静脉曲张发病最常见的原因是由于解剖结构方面的因素或先天性精索静脉发育不良，我们称之为原发性精索静脉曲张。但也要注意排除是否合并有肾积水、腹部或盆腔的肿瘤或其他疾病所导致的精索静脉曲张，我们称为继发性精索静脉曲张，尤其是中老年人更是如此。

因此，一旦自己发现了阴囊有包块或出现了阴囊坠胀感的时候，一定要到正规医院就诊。医生通过体格检查和阴囊彩超，一般就可以确诊是否有精索静脉曲张了。

精索静脉曲张为什么会引起不育？

精索静脉曲张以后，精索静脉内血流淤滞，可使睾丸温度升高，生精小管变性，从而影响精子的生成。同时血流淤滞会影像睾丸的血液循环，睾丸缺血缺氧、二氧化碳蓄积，也会影响精子的生成。

精索静脉曲张的患者，其肾上腺回流的血液可沿精索静脉逆流，肾上腺和肾脏分泌的代谢产物，如类固醇、儿茶酚胺、5-羟色胺等，可能影响睾丸血液运输，对睾丸的代谢造成不良影响，影响精子的发育。

两侧睾丸之间的静脉血管交通支十分丰富，左侧精索静脉血液中的一些物质可以通过这些交通支到达对侧，也可能影响到对侧睾丸内的精子生成。

精索静脉曲张有哪些表现？

精索静脉曲张通常无症状，多在常规体检时发现，或在自我体检时发现阴囊无痛性蚯蚓状团块，或因为不育就诊时发现。有些患者可伴有阴囊会阴部坠胀感、隐痛等不适，久站、步行后症状可加重，平卧后可缓解或消失。同时，可以合并有下肢静脉曲张、痔等疾病。

精索静脉曲张如何治疗？

原发性精索静脉曲张的治疗应根据患者有无伴有不育或精液质量异

常、有无临床症状、静脉曲张程度及有无其他并发症等情况区别对待。精索静脉曲张一般是以手术治疗为主，部分患者可以采取或联合非手术治疗。

非手术治疗主要包括避免过度的性刺激造成盆腔及会阴部充血，口服药物或中草药改善精液质量，以及口服七叶皂苷钠等作用于精索静脉的药物帮助改善阴囊坠胀等症状。

手术治疗目前主要包括开放或腹腔镜高位结扎精索静脉、显微镜下结扎精索静脉和微创介入手术。

微创介入手术如何治疗精索静脉曲张？

介入放射学的发展，为精索静脉曲张的手术带来了新的手术方式。介入医生只需要在股静脉上穿刺，通过穿刺点，将一根细细的导管引入精索静脉，置入栓塞材料或注入硬化剂，阻断精索静脉血流，就可以达到高位结扎精索静脉同样的治疗效果。微创介入手术具有痛苦小、避免相应并发症等优点，在发达国家已被广泛采用，但由于操作技术等的限制，在我国主要在一些大型医疗机构开展。

（张永琏）

2.4.5　腿上的"蚯蚓"要早治

空姐小美是典型的白富美，人美、修养好、收入高，还拥有一双傲人的大长腿，平时最爱穿热裤和短裙，一直都是男人宠爱、女人嫉妒的对象。但最近一两年都没怎么看见她穿短裙了，大家觉得很奇怪。原来，是她小腿上出现了一些"小蚯蚓"似的蓝色血管突起，大长美腿变丑了！小美又自卑又焦虑，有时还觉得小腿胀痛不适，闺蜜建议她去医院看看，结果到介入血管外科看了才知道，"小蚯蚓"是下肢静脉曲张。

"小蚯蚓"缘何而来？

"小蚯蚓"——原发性下肢静脉曲张，是由于下肢浅静脉瓣膜关闭不全，使静脉内血液倒流，远端静脉淤滞，腿部的皮肤呈现红色或蓝色、像是网状、蚯蚓状的扭曲血管。小美这种就是典型的下肢静脉曲张的表现。通过蚯蚓腿的临床症状，结合专科体格检查和 B 超检查很容易确诊。

"小蚯蚓""喜欢"谁？

原发性下肢静脉曲张是一种常见病，多见于重体力劳动及长期站立的群体，如教师、空姐、外科医师、护士、发型师、营业员、厨师、餐厅服务员、长期搬重物者等皆是高危人群。此外，还与生活习惯、遗传有关系，如慢性咳嗽、习惯性便秘、家族有静脉曲张的患者，另外还有孕产妇、肥胖者，以上这些情况患病的概率比别人会稍高一些。

"小蚯蚓"是否可怕？

有些患者除了腿上出现一些像"蚯蚓"一样的血管外，还会感觉小腿沉重、酸胀肿痛，久站后加重。病程较长者，可出现皮肤瘙痒、色素沉着、皮肤和皮下组织出现硬结、皮肤萎缩、脱屑、湿疹、溃疡。静脉性溃疡反复发作，经久不愈，俗称"老烂腿"。

下肢静脉曲张该如何治疗？

可分为非手术疗法和手术疗法：

非手术疗法：早期的静脉曲张一般都选择保守治疗，那就是穿医用循序减压弹力袜，使浅静脉处于被压迫状态，可以促进静脉血液回流，减轻肿胀。不过，已经出现的"小蚯蚓"是无法通过穿弹力袜"穿回去"的。

手术疗法：外科手术（抽筋术）和微创介入治疗（腔内激光/微波/射频凝闭术等）。

外科手术为传统的治疗方法；介入治疗因，其创伤小、疗效高、恢复快而得到很多女性朋友青睐。

手术创伤大吗？

经典的外科手术俗称"抽筋术"，一般在连续硬膜外麻醉下（俗称半麻，手术过程患者是清醒的），在腹股沟（大腿根部）和内踝处各做一0.5～1cm 的小切口，通过一根特制的细细的管子，将病变的大隐静脉抽出来；若同时存在曲张静脉团（小蚯蚓）时，可能需要行点状抽剥或注入硬化剂；最后加压包扎。

介入治疗的方式与外科手术步骤类似，不同的在于，介入不"抽筋"，是利用激光/微波/射频等将病变血管烧灼，使之闭合。

两者的创伤都非常小，术后 6 小时就可以下床活动。

怎样远离下肢静脉曲张？

（1）低脂饮食，多吃水果蔬菜；避免久站、久坐，避免负重。

（2）严格戒烟，因烟草中的尼古丁会破坏血管壁的弹性。

（3）休息和睡觉时把腿抬高于心脏 20～30cm，多做踝泵运动（足踝上勾、下勾、环绕运动，每组动作 20~30 次），促进下肢静脉血液回流，利于消肿，睡前用温水泡脚，按摩小腿，能起到消除疲劳、活血化瘀的功效。

（4）爱穿高跟鞋的女性患者要注重双腿的保养，详见本书 3.3.6。

（5）易患下肢静脉曲张的人群除注意上述事项外，应及早到医院血管外科就诊干预，穿着预防型的医用循序减压弹力袜是一项很好的选择。

（龙璇毅　莫　伟）

2.4.6　躺着躺着腿就肿了

老郭因急性脑出血住院，经过积极抢救后脱离了生命危险，但是导致左侧肢体偏瘫，回到家中也只能一直卧床休息，有一天，老郭的儿子小郭发现父亲左侧的腿肿了，小郭以为是父亲卧床，腿没得到活动，血液不流通造成的。于是，小郭积极地给父亲按摩、运动，结果是越按越肿，足足比右腿粗了一倍。小郭于是带着父亲来医院咨询，导诊护士指导小郭看了血管外科，通过相关检查后，医生告诉小郭："您父亲腿部的血管被堵塞了，腿上的血液回流不畅，淤积在这里，导致了腿肿、腿痛"。这就是医学上说的下肢深静脉血栓形成。

什么是下肢深静脉血栓形成？

下肢深静脉血栓（DVT）形成是指血液在深静脉内不正常地凝结、阻塞管腔，导致静脉回流障碍。通过血管彩超、血管 CT、数字减影血管造影（DSA）等检查可以明确诊断。

深静脉血栓形成主要有三大因素：静脉血流滞缓、静脉壁损伤、血液高凝状态。多见于长期卧床、肢体制动、大手术或创伤后、晚期肿瘤或有明显家族史的患者。

像老郭手术术后，需要用止血药物，增加了血液凝固；加上需卧床休息，下肢肌肉处于松弛状态，致使血流滞缓，诱发下肢深静脉血栓形成。

下肢深静脉血栓有哪些危害？

在我国许多学者都说它是我国多发的血管疾病，约占周围血管疾病的40%，由于众多患者对疾病不够重视，从而延误诊治。DVT 形成后，轻者可导致下肢静脉血栓形成后遗症，如皮肤溃疡、皮下组织坏死，影响患者的预后和生活质量；重者可引起肺栓塞，危及患者生命。据报道，美国每年约有 50 万人患此病，其中近 10%发展为致命性肺栓塞。其中，发生深静脉血栓，病情进展比较快，首先就是下肢肿胀增粗，往往还伴随着疼痛不适。一般出现下肢肿胀和疼痛，通常大家的反应都是按一按，揉一揉，这是非常危险的动作，容易导致 DVT 脱落，顺着血流回到心脏，再从心脏奔向肺动脉，引起急性肺动脉栓塞，导致死亡。

因此，如果发现腿肿等症状，一定要及时就诊，切不可掉以轻心。有的老人以为按摩能消肿，实际上如果是静脉血栓引起的腿肿，按摩不仅无法消肿，反而会让血栓松动，引起肺栓塞等严重后果。

如何治疗？

治标要治本，面对深静脉血栓形成导致的腿肿，首先当然是想办法清除血栓，可以利用药物进行溶解或者通过外科手术取出。随着时代的发展，介入治疗的应用越来越得到重视。介入治疗 DVT 的方法主要有：经导管溶栓治疗、机械性血栓清除术、球囊血管成形术及支架植入术。根据不同的堵塞程度，需要采取不同的治疗措施。在 DVT 的急性期，为了预防血栓脱落可能导致的肺动脉栓塞，临床还常在病人的下腔静脉进行滤器置入，就相当于在血管里放了一个筛子，阻挡静脉血栓往心脏方向移动。

（卿蒲姣）

2.4.7 要命的肺梗死

"胸口痛！憋气！"收发室的王大爷手捂着胸口跟医生交代病情："是不是心脏病又犯了？"急诊科的李大夫看到王大爷面色苍白，大汗淋漓，想起王大爷有冠心病病史，便迅速做了心电图和验血检查，可心电图结果并不支持急性心肌梗死，"该不会是肺梗死吧？"正当李大夫寻思着，护士报告王大爷有病情变化：呼吸急促，血压下降！"等不及验血结果了，赶快肺部 CT 检查！"，李大夫亲自护送到 CT 室，证实了"肺梗死"的诊断，当机立断将其送介入手术室做介入治疗，半小时后王大爷转危为安。

"有点基本医学常识的老百姓都知道，'脑梗'（脑梗死）'心梗'（心肌梗死）都是要命的病，以至于谈'梗'色变"，事后李大夫跟实习同学传授经验："其实，除了脑梗死和心肌梗死，还有一种为大家所不知，甚至连医生都容易误诊、漏诊的猝死性疾病——肺动脉栓塞，俗称肺梗死，这种病例一旦出现血压下降甚至休克，处理不及时，就是神仙也救不过来了。"

肺梗死有多厉害？

过去，肺动脉栓塞被认为是少见病。但近年来发现，在威胁人类生命的疾病中，肺栓塞已经成为继肿瘤和心血管疾病之后，位居第三位的致死性疾病，受到各国医学界的普遍关注。

除了猝死而来不及救治的病例，重症肺栓塞从发病到死亡往往只有短短几小时，美国每年有将近 30 万人死于此病，未经治疗的肺梗死死亡率可高达 30%！而且，因为有着和心肌梗死类似的症状表现，最容易被误诊为"心肌梗死"，该病的漏诊和误诊率高达 60%，只有 7% 的患者得到了正确的诊治。

"胸闷、气短、心悸"不只是"心脏病"的专利，要警惕肺梗死

肺动脉栓塞的典型症状为：胸痛、气促、咯血，医学术语称之为"肺梗死三联征"，但是同时具备这三种表现的患者只占 30%，有些患者只表现为晕厥，而更多地表现为与"心脏病"类似的症状：胸闷、气短，严重的可出现和心肌梗死混淆的症状：胸痛、心悸、气促、大汗淋漓等。所以，日常生活中出现此类症状，包括医生都要引起足够重视。

慧眼识真凶——肺梗死和"腿肿"密切相关

肺梗死误诊和漏诊率很高，医生甚至是普通老百姓都需具备一双"慧眼"。医学统计，大多数肺梗死患者的血栓来源于下肢的静脉系统，下肢静脉的血栓脱落后随血液循环到肺动脉，即肺动脉栓塞，而下肢深静脉血栓（DVT）的典型表现就是"腿肿"（图 2-31），且大都是单侧下肢肿胀！

谈"梗"色变——可怕的栓子

无论是脑梗死、心肌梗死还是肺梗死，凶手只有一个——栓子。栓子在人体内堵塞了不同部位的血管，从而产生了上述病症，而且往往是致死性疾病。那么，栓子是怎样形成的呢？

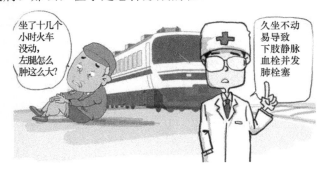

图 2-32　腿肿与肺梗死

90% 的栓子是血栓形式的：正常情况下，血液在人体的血管内是液态流动的，当血液循环不通畅的时候就容易淤滞而形成血栓。那么人体

在什么情况下，血液循环会亮起"红灯"呢？

肺梗死的高危人群有哪些？

（1）久坐不动：伏案工作、电脑操作员、桌面游戏或赌博、超过 4 小时的乘客等。

（2）喜爱手机游戏的低头族。

（3）活动不灵便的老者。

（4）术后需卧床的、外伤需要制动的。

（5）孕产妇、长期服用避孕药的妇女。

（6）40 岁以上、肥胖或有血脂异常患者。

（7）肿瘤及某些血液疾病患者。

综上可以得知，血栓的形成除了某些疾病或手术后需要卧床，更多情况与生活习惯有关！

肺梗死的治疗分秒必争，更在于预防

对危险人群来说，改变生活方式很重要，如戒烟、适当运动、控制体重；饮食方面应注意减少胆固醇的摄入，多吃蔬菜水果，适量饮茶。

乘飞机、车船长途旅行时，要多饮水，一方面可稀释血液，另一方面还可借上厕所之机多活动下肢，有条件时还可做旅行休闲操。

下肢外伤或长期卧床时，要注意按摩下肢，防止血栓形成。

孕产妇要保持一定的运动量，不要久卧床。

对于长期服用避孕药的妇女，应注意服药时间不宜超过 5 年，也可采用间歇服药法，40 岁以上则不宜采用药物避孕。

避免赌博，桌游爱好者要有意识地起身活动片刻。

手机游戏低头族作为危险人群之一单独列出：手机正在改变人们的日常生活模式，自电脑时代后又一次产生了新一代的"宅"一族！

肺梗死的治疗：主要靠药物治疗，救命靠介入治疗

肺栓塞一旦确诊，立即启动药物抗凝治疗，传统抗凝药如华法林疗效确定，但需定期检测凝血指标；新型抗凝药如利伐沙班等，无须监测，使用方便，但价格稍贵，无论是哪种药物，都需在医生指导下，科学地服用。

危及生命的重症患者，需在短时间内实施介入治疗，无须开刀，利用导管技术进行碎栓、溶栓微创治疗，实现血管复通。

（姚袁晖）

3 "水网"养护——血管疾病预防和康复

3.1 容易被忽视或误诊的血管疾病症状

3.1.1 别把卒中当"春困"

春困是因为季节转换给人们带来的生理变化的一种反应。进入春季后，随着气温的升高，人体的毛孔、汗腺、血管开始舒张，新陈代谢逐渐旺盛，耗氧量不断地加大，导致内源氧缺乏，大脑的供氧量则显得不足了，因而人们就会感到困倦思睡，总觉得睡不够。

值得人们注意的是，高血压患者在春天嗜睡，哈欠频频，这可不一定是"春困"，很可能是"中风"——脑卒中的先兆。众所周知，大脑是人体的神经中枢，负责控制人体的一系列活动，一旦脑部出现供血供氧不足，根据出现部位的不同，人们会出现语言障碍、视觉障碍、意识障碍和感觉及运动障碍等相关症状，这些症状和"春困"有些相似。

如何在早期快速识别"脑卒中"症状？

请牢记"FAST"评估法（图 3-1）判断病症。

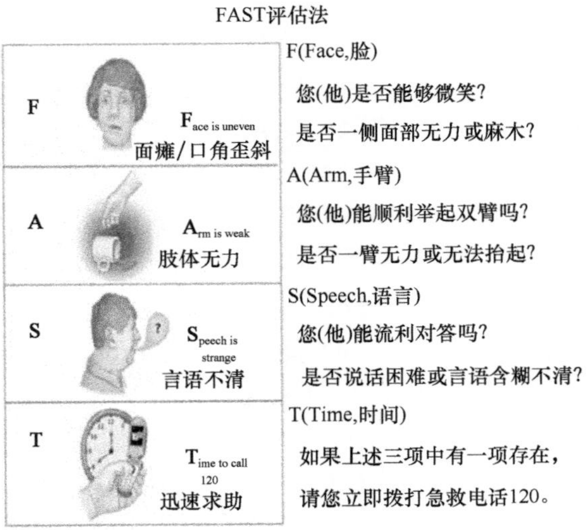

FAST评估法

图 3-1 脑卒中早期症状识别

F 即 face（脸），要求患者"笑一笑"，看看患者嘴歪不歪，脑卒中患者的脸部会出现不对称，患者也无法正常露出微笑。

A 即 arm（胳膊），要求患者举起双手"动一动"，看患者是否有肢体麻木无力现象。

S 即 speech（言语），请患者重复"说一说"，看是否言语表达困难或者口齿不清。

T 即 Time（时间），明确记下发病时间，立即送医。时间就是生命，时间就是大脑。

脑卒中具有高发病率、高致残率、高致死率和高复发率。一旦发生脑卒中而没有及时处理，对患者而言，轻者致残，重者致死，影响后期康复和生活质量；对家庭而言，轻者增加家庭经济负担，重者将导致失去亲人的痛苦。脑卒中，离我们并不遥远，它就在你我身边，随着人们生活水平的提高，工作节奏的增快，动脉硬化心脑血管疾病离我们越来越近，学一些相关知识，让我们珍爱生命，远离疾病！

（李孝龙）

3.1.2 胸痛的原因千万种

家住永州市的张叔叔，患有高血压 5 年，平时身体还算可以，可无论如何也想不到，在他 49 年的人生生涯中，老天给他开了一个天大的玩笑，约朋友打乒乓球，击球后张叔叔突感胸部剧烈撕裂样疼痛，无法忍受，并放射至肩背部，同时张叔叔面色惨白如纸、大汗淋漓，以为心脏出了毛病，家人立即将其送往当地某医院急诊科就诊。经检查后医生告诉张叔叔，他患的不是急性心肌梗死，而是主动脉夹层，病情非常凶险复杂，须立即转诊大医院继续治疗，家属疑惑不解。那么，问题来了！如何从胸痛来识别疾病呢？

胸痛不仅仅是心肌梗死的事

不是所有的胸痛都是心肌梗死。目前，引起致命性胸痛的原因有很多，比如：急性心肌梗死、主动脉夹层、肺栓塞和张力性气胸等。其中，以急性心肌梗死和主动脉夹层较为常见，这两种病虽然都以胸痛为表现，但两者疼痛各自有不同的特点：

急性心肌梗死引起的疼痛通常在胸骨后或心前区，可放射至左上臂、下颌部、背部或肩部，有时疼痛发作时感觉咽部像吃了辣椒面，或是颈部像有人掐脖子的感觉等，可持续 20 分钟以上，有逐渐加重的过程，最终表现为程度剧烈的压榨性疼痛或紧迫感、烧灼感，就像胸口压着石头一样闷痛，常感觉头重脚轻、呼吸困难或出冷汗、胃部不适、恶心、呕吐等。

而多数主动脉夹层患者胸痛发生在剧烈活动时，像上述张叔叔那样就是发生在打乒乓球运动过程中，夹层部位胸背部会突然出现剧烈地撕裂样疼痛，就像一块皮被撕掉了一样痛，或者是如刀割一样非常剧烈、非常尖锐地难以忍受的疼痛，止痛药也不奏效。如果当患者感觉疼痛向腹部甚至大腿放射时，则提示夹层向远端撕裂，因为放射性疼痛通常与夹层撕裂扩展方向一致。同时夹层发生以后，伴随而来的是一些生命体征的改变：比如伴随血压的升高、心率的增快、大汗淋漓、甚至呼吸困难，患者这时候有一种濒死的感觉，就是感觉自己快不行了！

主动脉夹层与心肌梗死引发的胸痛该怎样识别呢？

1. 胸痛程度有差异　主动脉夹层的疼痛起病即达到高峰，心肌梗死的疼痛则较为持久，并且逐步加重。

2. 两者病程不一样　主动脉夹层起病多迅速，胸痛更加剧烈，起病前很少有类似的胸痛症状发作；而心肌梗死发病前可能有类似的阵发性胸痛出现，然后才是转为持续性胸痛。

3. 血压与临床表现不一致　主动脉夹层多有高血压病史，且多控制不佳，上述张叔叔就是这种情况，常常表现为四肢特别是双上肢血压差异大。正常情况下，右侧的血压往往稍高于左侧，可以相差 5～10mmHg，但若胸痛时双上肢血压差超过 20mmHg，需要考虑可能存在主动脉夹层；若双上肢血压差超过 40mmHg，则需高度怀疑主动脉夹层。所以遇到剧烈胸痛时，需常规测量双上肢血压。而急性心肌梗死的患者双上肢血压一般没有太大差别。

4. 胸痛与心电图、心肌酶结果不一致　主动脉夹层患者心电图、心肌酶前后检测结果相差不大；心肌梗死患者心电图、心肌酶前后检测结果呈现动态变化。少数情况下，当主动脉夹层撕裂影响冠状动脉时，可以两者合并出现，因此这两种疾病有时候鉴别起来十分困难。

两种疾病通过胸部 CTA、超声心动图、心血管造影检查等可明确诊断。

如果高度怀疑心肌梗死时，心电图、心肌酶谱、冠脉造影的检查更加有价值。如果怀疑主动脉夹层时，主动脉 CTA 和增强 CT、磁共振、胸部 X 线检查更加有价值。超声可为这两种疾病的诊断提供证据（图 3-2）。

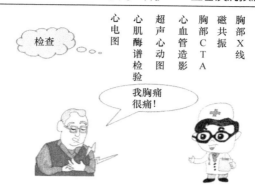

图 3-2 胸痛了，这些检查你要知道

胸痛了，该怎样做才靠谱？

　　如果既往有心血管疾病危险因素（比如高血压、高血脂、糖尿病等），突然发生胸痛而且在 10 分钟内无法缓解，应立即停止一切活动，平卧或坐着，并尽快拨打急救电话，告知准确位置、症状、联系方式等，并一定要保证通信的畅通。保持环境安静，切莫恐慌，注意保暖。如果家中有氧气，应尽快吸氧。在病情不明的时候，不要轻易用药，因为大多数情况下，医生也需要借助专业的设备才能鉴别，而不同的胸痛疾病治疗方法往往是不相同的。所以如果剧烈的胸痛来袭，找专业的医护人员才靠谱，错误的自救方法往往有可能加重病情。此外，这里还要着重提醒一下，发生胸痛等急症后，要第一时间联系专业医生或急救人员，一定不要等，宁可虚惊一场，也不要遗恨万年。

（李玉辉）

3.1.3　呕血不仅仅是胃的问题

　　张先生近一个月来感觉肚子越来越胀，肚子上的皮肤可以看到一些大小不一的弯弯曲曲的血管。有时，解的大便是黑巧克力色的，但没有其他的不舒服也就没有理会。就在今天上午，因工作繁忙，胡乱吞了个带核的枣子，开始觉得有点胃痛，随后感觉恶心反胃，突然吐出好几口血水。同事赶紧帮忙把他送到医院急诊科，经医生护士紧急处理才稳住。大家都以为张先生是得了胃病，但医生却说他吐血的原因是门脉高压引起的。

呕血是胃病吗？

　　呕血不仅仅是胃的问题。胃溃疡可导致胃出血，从而引起呕血，但门脉高压症也一样会引起呕血。门脉高压症引起的呕血是由于各种原因导致门静脉血流障碍或血流量增加，门静脉压力增大，各路回流门静脉的分支静脉回流不畅，血液淤积，食管胃底静脉丛的血管曲张，凸出黏膜表面，破裂出血所致。若把肝脏比作水池，门静脉就是进水管，从食管下段、腹部（如胃、小肠、大肠、脾脏等）静脉血都经由进水管（门静脉）进入水池（肝脏）。如若水池压力增高（如肝硬化），进水管压力就会相应增加，最后导致水管破裂。最常见的现象就是食管胃底静脉破裂出血，即出血呕血！

门脉高压症的典型临床表现

门脉高压症有三大临床表现，分别是：侧支循环开放、腹水、脾大和脾功能亢进。

1. 侧支循环开放　即表现为局部血管静脉曲张。门静脉回流不畅后，静脉血由哪里来便回哪里去，另找途径回流心脏，但另找的途径因不是主干，回流小部分血液，大部分淤积在原处，导致局部静脉曲张肥大。因此侧支循环开放表现为：①食管胃底静脉丛曲张。部分食管胃底静脉丛曲张的患者，因该处破裂、大出血而引发休克和死亡。该诊断对门脉高压症有决定性意义。②直肠静脉丛曲张。表现为内痔、外痔、混合痔。③脐周或腹壁静脉网曲张。表现为脐周及腹部皮肤的浅表静脉充盈曲张，肉眼可见。④腹膜后静脉曲张。

2. 腹水　因肝门静脉系统压力高，周围组织压力低，形成压力差，导致血管中的组织液渗过血管壁进入腹腔，形成腹水。其特点是发展迅速，为顽固性难治腹水，患者临床表现为腹胀，蛙状腹。

3. 脾大和脾功能亢进　脾静脉回流受阻后，血液淤积在脾脏，导致脾脏增大，功能增强。患者表现为血小板减少，白细胞减少，查体可发现脾脏肿大。因肝脏病变引起的门脉高压患者同时伴有肝病体征，如肝掌、蜘蛛痣、黄疸、凝血障碍和内分泌紊乱等。

张先生有腹胀（腹水），腹部皮肤静脉曲张（侧支循环开放），时有解黑巧克力色大便（食管胃底静脉丛曲张破裂出血），正是门脉高压症的典型临床表现，配合 CT 检查和胃镜检查可以确诊。

门脉高压可以预防吗？

我国门脉高压主要是由于肝炎肝硬化、酒精性肝硬化等引起。因此，保肝护肝以及饮食最为关键。

肝硬化患者，有程度不等的劳动力丧失，多数患者难以胜任正常人从事的工作及生活，故应以休息为主。一般情况良好的稳定期患者，可适当活动及轻微工作，但要注意劳逸结合，活动及工作以不感觉劳累为度，并密切观察症状及肝功能变化。如处于病变活动期，肝功能检查异常及有明显乏力及消化道症状者，则应休息及治疗。如果肝功能有异常或者有黄疸，或出现并发症，则应该卧床休息或住院治疗。

营养及饮食：肝硬化患者由于病程较长，长期营养及热量摄入不足，肝功能损害导致白蛋白合成障碍及水、电解质平衡失调，加之多种原因引起的身体消耗，多处于营养缺乏及低血容量状态。肝脏病变不断加重，可引起继发感染、大出血和水、电解质平衡失调、肝性脑病（俗称肝昏迷）及肝肾综合征，甚至危及生命。因此，合理饮食，保证足够的热量、营养及水、电解质平衡非常重要。特别是注意优质蛋白饮食，既要保证身体需求，又要避免摄入大量蛋白质导致肝性脑病。在已经有胃底食道静脉曲张的情况下，尽量用易消化饮食，避免血管破裂出血。

各种常见并发症怎样预后处理？

门脉高压症的预后处理即针对各个并发症的预后处理。

1. 食管胃底静脉曲张破裂出血预后处理　食管胃底静脉曲张破裂出血的患者痊愈后，要注意有无再出血的倾向。通常消化道出血，出血量达 60ml 以上时，表现为黑色大便；出血量达 250ml 以上时，出现呕血；出血量达 1000ml 以上时，可出现心跳加快、面色苍白、头晕昏厥等休克症状。因此，如发现黑色大便应及时到医院就诊。日常应禁食粗糙、干硬食物，禁烟酒及辛辣刺激食物。

2. 腹水患者 TIPS 术后的预后处理　TIPS 术后的患者，应该减少氨离子的摄入，因 TIPS 术使部分肝门静脉血液绕过肝脏解毒进入肝静脉后直接汇入心脏，因此氨离子排出减少，如摄入过多则易引起肝性脑病。注意饮食，注意减少氨离子摄入的方法有：多吃蔬菜、水果，适量进食豆类及豆制品、鱼肉、瘦肉、牛奶等优质蛋白质食物。行 TIPS 的患者，术后应该注意：颈部和腹部伤口有无感染，保持大便通畅，监测血氨指标。

3. 脾大和脾功能亢进的预后处理　继续观察血小板、白细胞有无继续上升，行脾部分切除术的患者注意有无腹部伤口感染情况发生。

门脉高压症的患者应尽早进行 TIPS 术，以改善门脉高压，从而减少因门脉高压症引起的各种并发症，降低死亡率。

（陈秀梅　郑小静）

3.1.4　腿上的"皮肤病"要找到病根

　　56 岁的老王是个农村壮汉，一年 365 天中，有 360 天都很忙，农忙的时候忙着种田，农闲的时候忙着打小工，也就过年的时候能休息那么几天。近几年，老王双腿的皮肤出现了蚯蚓条形的血管，自以为这是劳动人民特有的"青筋暴起"，并不重视，还慢慢出现部分皮肤发黑并经常有瘙痒。自己也去小诊所看过，开了些止痒和治疗湿疹的皮肤病药物，效果却不理想。过年的时候亲戚朋友看到他总是卷起裤脚挠痒痒，其中一个还在医科大学上学的侄子认为他是"下肢静脉曲张"，劝他过完年去大医院血管外科做手术。等过完年，老王去了大医院血管外科门诊，医生看过他双下肢后，让他撩起衣服露出肚皮，只见肚皮上也有蚯蚓状血管鼓出来，医生告诉他，这可能是布加综合征，简而言之就是静脉回流受阻，病根不在腿上而在肚子里。

什么是布加综合征？

　　参见本书 2.4.3。

布加综合征为什么会引起"青筋暴起"？

　　人体内静脉可以分为浅静脉和深静脉，简单地说，它是以位置的深浅而命名的。平时打针输液的时候，护士用针头穿刺的皮肤下面的静脉就是浅静脉，而行走在肌肉间隙、腹腔里面的静脉就是深静脉了。一般来说，浅静脉都会从肢体远端往近端顺流汇入到深静脉，最后汇入上、下腔静脉最终回到心脏。然而，布加综合征患者的下腔静脉受阻，导致腹部及双下肢的深静脉无法正常流入下腔静脉，从而引起深静脉的血液向浅静脉逆流，最后表现为双腿的浅静脉、肚皮上的浅静脉血液压力升高，呈现出蚯蚓条形的"青筋暴起"，医学上称之为浅静脉曲张。

布加综合征的腿部"皮肤病"表现

　　下肢浅静脉曲张是布加综合征在腿部皮肤的最常见表现，此外，由于腿部静脉血流长期回流不畅，导致双下肢水肿，小腿及足背一按一个坑，下肢肿胀的情况一般清晨起床的时候较轻，站立行走后明显。另外，有的患者足踝部及小腿皮肤出现黑褐色的点点，这个叫做色素沉着，严重的可连成一大片。后期，可出现皮肤湿疹瘙痒难忍，挠痒痒后可导致皮肤破溃，有的甚至出现腿部溃疡、疼痛、长期不愈合或愈合后反复溃烂，给生活带来诸多不便。

布加综合征的其他部位表现

　　如前所述，布加综合征是下腔静脉肝后段的阻塞引起的，腹部脏器的静脉血液回流不畅,可引起肝脏、脾脏内血液回流淤滞,导致肝脾肿大、上腹部胀痛,进而引起肝脏功能受损。肝脏功能受损可引起营养不良(消瘦)、蛋白质减少、皮肤眼睛发黄(黄疸)。下腔静脉回流受阻可导致血管内的液体往腹腔内渗出,同时蛋白质减少、营养不良也可导致腹腔内的液体增加,进而引起肚子里面大量积水。加上营养不良长期消瘦,可出现典型的肚子大四肢纤细的"蜘蛛人"体态。

病在腿脚上,根在肚子里

所以,像老王这种腿上出现蚯蚓状血管、皮肤变黑色、瘙痒的症状,容易误诊为湿疹、皮炎等皮肤病或是单纯的下肢浅静脉曲张,但是血管外科医师结合老王肚皮也有蚯蚓状血管表现,考虑到布加综合征的可能,通过进一步检查就不难找到肚子里的病根了。

(蔡煌兴)

3.1.5 糖尿病和血管疾病"狼狈为奸"

老张,地地道道的农民,年龄不大,烟龄倒不短。最近腿出了毛病,走路多了就疼得要命,非得停下来休息一会。眼看快过年了,大家忙着办年货。这不,腿又来事了,老张心想这老毛病了,随便贴了点膏药,好像还管用。可是才几天,老张腿疼加剧了,不走路都疼,疼得睡不着觉。脱掉袜子一看,哎呀,右脚的两个脚趾头都发黑发紫了。这可怎么办? 老张赶紧去医院,通过化验检查,医生最终给出的诊断是:糖尿病引发的足坏死(图3-3)。这令老张非常纳闷,明明是腿有毛病,怎么扯上糖尿病了?

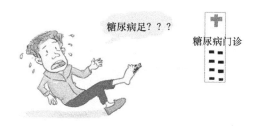

图 3-3 脚烂了,是糖尿病惹的祸

都是糖尿病惹的祸

原来老张缺乏基本的疾病知识,根本就不知道自己有糖尿病。糖尿病是一种很常见的慢性全身代谢性疾病，其基本生理特征是血液中血糖水平的增高。典型表现为"三多一少"，即吃的多、喝的多、排尿多、体重不升反降。可别小瞧这个血糖高，很多患者早期都察觉不了，经常是在体检或出现并发症时才被发现，很容易贻误治疗时机。

糖尿病足是如何形成的？

糖尿病足是由于糖尿病引起血管病变和神经病变造成肢体供血不足、感觉缺失，引起足部感染、溃烂甚至坏死，所以血管病变是发生糖尿病足的第一个因素。

糖尿病是引起下肢动脉硬化闭塞的高危发病因素。糖尿病会导致全身的多种代谢紊乱，比如血糖高、血压高、血脂高等，会导致血液的黏稠度增高从而诱发血管内动脉粥样斑块的形成。正常人血管内膜是光滑流畅的，随着斑块的越来越多，越积越厚，血管腔会越来越窄，血管就像水管一样（图 3-4），水管堵住了，水就流不动了，所以下肢就出现了缺血、缺氧、抵抗力下降。再加上一些别的因素（如外伤、烫伤等），下肢特别是足部的皮肤很容易发生破损和感染，再加上感觉缺失、容易误诊，往往脚烂了也不知道疼，用药治疗也不见好，还越来越加重。于是就形成了所谓的糖尿病足。

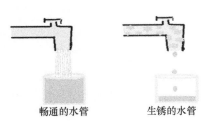

畅通的水管　　　　　生锈的水管

图 3-4　生锈的水管

下肢动脉血管闭塞性病变在糖尿病足坏死的发生发展过程中起到了至关重要的作用。继续发展，就出现了"间歇性跛行"，就像老张一样在走路过程中出现下肢疼痛，被迫停下来休息一段时间再走，典型的"行走—疼痛—休息—缓解"的循环现象，并且每次走的距离都差不多。随着时间的延长疼痛会加剧，直到不能行走，出现"静息痛"，就是说患者即使不运动脚也痛，尤其在晚上疼得更厉害，整夜都不能入睡。

如果说高血糖是元凶，那么血管硬化闭塞就是帮凶，两者在形成糖尿病足上相互勾搭，狼狈为奸。

如何鉴别糖尿病足？

糖尿病患者和非糖尿病患者均可出现血管病变，因此需要多方面进行鉴别，见表 3-1 所示。

表 3-1　糖尿病与非糖尿病周围血管病的鉴别

		糖尿病	动脉粥样硬化闭塞症	血栓闭塞性脉管炎
不同点	发病人群	中老年人	中老年人，男性多于女性，下肢多于上肢	20～40 岁的男性
	疾病发展特点	发病早、程度重，进展快，大多伴有周围神经病变和感染	发病晚，进展慢	发病晚，进展慢，伴有周围神经病变和感染，好发于下肢血管
	致病因素	高血糖	高血压、高脂血症、糖尿病及吸烟为易患因素	吸烟是最主要的致病因素
	病理改变	为大、小动脉的动脉粥样硬化改变	为大、中动脉的动脉粥样硬化改变	主要为下肢的中小型动脉的炎性改变
	血液检查	血糖或血脂升高	血糖或血脂升高	血糖和血脂都正常
	动脉造影检查	动脉有钙化斑和广泛的不同程度的狭窄或闭塞	动脉有钙化斑和广泛的不同程度的狭窄或闭塞	动脉无钙化斑，局部（病变段）有狭窄或闭塞
相同点	症状	下肢发凉、麻木、疼痛，间歇性跛行，患肢的动脉搏动减弱或消失等		

足坏死也不仅仅是糖尿病的并发症，其他如动脉粥样硬化、血栓闭塞性脉管炎、雷诺病等也可引起足坏死。单从性质上看很难辨别，需结合临床。有时患者因没有明确的糖尿病诊断，容易误诊，往往当坏死部位经久不愈时，才会去怀疑是糖尿病性坏死，这给患者和医务人员带来不便，因此对各种坏死（表 3-2）也应加以区分。

表 3-2　糖尿病足与雷诺病和动脉粥样硬化性足坏死的鉴别

	糖尿病足	雷诺病	动脉粥样硬化
发病人群	中老年人	青壮年女性	中老年人
症状表现	肢端麻凉，间歇性跛行，坏死，以下肢多见	对称性皮肤苍白发绀，以上肢多见	肢端麻凉，间歇性跛行，坏死，以下肢多见
病理改变	渐进性肢端缺血坏死与神经病变，伴有感染	渐进性的小动脉痉挛与扩张	血液黏稠、动脉粥样斑块附壁，血管腔闭塞，肢端缺血坏死

由此可以看出，糖尿病足是一种非常危险的疾病，应及时去正规医院血管专科诊治，一定不要听信民间秘方，滥用药物，否则延误治疗时机，会造成严重的后果，甚至有截肢和死亡的危险。

（吴　博）

3.1.6　怀孕腿肿了要紧吗？

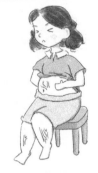

图 3-5　孕期容易发生
下肢静脉曲张

王女士怀孕 6 个月了，一直都没什么孕期反应，但近期她感觉小腿一天比一天肿胀，有时可以看到小腿蓝色的血管，并伴有下肢无力，晚上休息后又会好转一些。医生说，这是孕期常见的下肢静脉曲张（图 3-5）。单纯的静脉曲张除了影响美观，伴有上述不适以外，不会影响孕妇和胎儿，分娩之后就会缓解及消失，所以不用太担心。但是王女士还是充满了疑问：孕妇为什么会发生静脉曲张？如何科学地预防静脉曲张呢？

什么是静脉曲张？

所谓静脉曲张是指由于血液淤滞、静脉管壁薄弱等因素导致的静脉迂曲、扩张，最常在下半身出现。表现为：静脉在接近皮肤表面的地方凸出且弯曲，呈紫色或蓝色。

孕期发生静脉曲张的原因是什么？

约有 1/3 的孕妇会出现不同程度的下肢静脉曲张。曲张的静脉不只会出现在双腿，也可能出现在颈部及会阴部。主要原因有三个方面：

（1）在孕期，逐渐增大的子宫对周围盆腔、腹腔内大血管的压迫会逐渐增加，使得下肢血液回流受阻，造成静脉压升高，逐渐导致静脉曲张。

（2）增加的黄体素造成血管壁扩张，再加上怀孕时全身血流量会增加，使得原本闭合的静脉瓣膜分开，造成静脉血液的逆流。

（3）静脉曲张有一定的家族遗传倾向，血管先天静脉瓣膜薄弱而闭锁不全，加上孕期体重过重等其他因素，都是静脉曲张的高危因素。

这些原因都会导致静脉回流不畅，静脉压力升高，从而引起下肢及外阴的静脉曲张。除此之外，孕期活动量减少造成的血液流速减慢、排便用力引起腹压和血管的压力增加，也会引起或加重静脉曲张。

孕期静脉曲张危险吗？

王女士最关心的问题是静脉曲张会对胎儿和自己造成影响吗？医生做出了科学的解答：孕期静脉曲张不会对胎儿以及孕妇的血液系统造成伤害，所以不用过分担心，一般产后可慢慢恢复。但如果出现了下肢疼痛、皮温高、红肿现象，可能是并发了下肢深静脉血栓。一旦伴有心慌、胸闷、呼吸困难等症状可能是血栓脱落引起了肺动脉栓塞，有可能危及生命。所以一旦出现上述症状，一定要立即就医。

孕妇如何科学地防治静脉曲张？

孕期静脉曲张有哪些防护措施呢？医生的建议是：

（1）坚持每天锻炼，进行适量的体力活动。经常做踝泵运动（图3-6），方法是：躺在床上，大腿放松，然后缓慢、尽最大角度地勾脚尖（让脚尖朝向自己）之后再向下

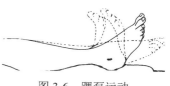

图3-6 踝泵运动

踩（让脚尖向下）。注意要在最大位置保持10秒左右，每小时练习5分钟。目的是让肌肉能够持续收缩，起到调解小腿肌肉泵的作用，促进下肢静脉血的回流，减轻下肢静脉压力。

（2）睡眠时采取左侧卧位。左侧睡姿可以减少子宫对下腔静脉的压迫，减轻腿和脚承受的静脉压力，此外，睡觉时用枕头垫高双腿，促使静脉血回流；避免用过冷或过热的水洗澡，与体温相同的水最为适宜；如有慢性咳嗽或气喘应彻底治愈，以减轻静脉压。

（3）控制体重，减轻身体负担。保持心情愉快，多吃蔬菜保持大便通畅，对于预防静脉曲张也很有帮助。如果已经有一些静脉曲张的症状，也可以通过调整自己的习惯来改善，比如：不穿紧身内衣、高跟鞋，不喝带有酒精的饮品，远离高温环境，避免搬运重物。

（4）必要时可以穿着医用弹力袜，促进血液回流，缓解静脉曲张症状。

需要注意的是，临床上也有少部分孕妇，分娩之后静脉曲张未能缓解，反而逐渐加重，这就需要到血管外科就诊，予以针对性的治疗。

（李晓梅　李　燕）

3.1.7 这些症状挂号时别忘了血管外科

在医院里，有很多患者容易"走错门"，本来是血管外科（图3-7）的疾病却跑去了神经内科、普外科、骨科等，这样不但浪费时间，还很容易延误病情。血管遍布全身，血管方面的疾病特别容易让人误认为是其他方面的疾病，那我们怎么知道哪些情况可能需要到血管外科就诊呢？

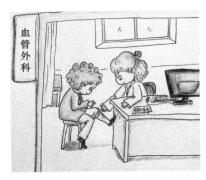

图 3-7　血管外科

突发头痛头晕

例如，颅内动脉瘤破裂出血可能表现为：突然头晕、头痛，甚至会呕吐、怕光，眼睛看不清了、睁不开了，脑子都不好使了，感觉就像脑袋里有一颗炸弹把脑子炸糊了。出现这种症状时人们往往第一时间想到神经内科，有时可能对了，但有些医院是血管外科、介入科或神经外科更擅长诊治。

眩晕肢体无力

突然感到眩晕，半边脸发麻或者是舌头、嘴唇、手脚等部位发麻，手脚无力或者活动不便，不明不白就摔跤或者晕倒，一些人仅表现为头昏、头痛、失眠、记忆力减退、多梦、视力下降，或看东西看不清。

突发胸腹部疼痛

出现这种症状时，人们可能立即想到去看胸外和普通外科，虽然有时对了，但有时候却走了弯路，因为有些血管疾病发病时也是这样的。例如，胸主动脉夹层的表现就是突发胸部、腹部或背部像被刀割或者被撕裂一样的剧烈疼痛，有些还同时感觉脖子、手臂疼痛，还可能出现咳嗽、呼吸费力、声音嘶哑或吞咽困难。如果肚子上也能摸到"心跳"一样的搏动性肿块，则有可能存在腹主动脉瘤。这些状况如果不及时到介入血管外科治疗，可能会因动脉瘤破裂危及生命。

急性剧烈腹痛

原本有心房颤动、动脉硬化、心脏瓣膜病和血液高凝状态的人突然出现持续性剧烈腹痛或慢性进行性加重，同时呕吐、腹泻、腹部发胀，伴腹部按压痛、腹部肌肉紧绷不能放松，起病很急，需立即看医生。

以上表现，我们可能习惯性地想到普通外科，但也可能是肠道的血管堵塞了，这时介入血管外科就是首选。

腿脚发凉、麻、痛

出现这种症状时人们可能首先想到去看骨科，但大家不要忽略有些血管疾病发病时也表现如此。喜欢抽烟或者血脂血糖偏高的中老年人，如果出现双脚和（或）双腿怕冷、发麻、疼痛，走一段就酸胀疼痛，休息一下又会好转，再走一段又反复（间歇性跛行）；严重时不走路腿脚也痛，就连晚上睡觉时也痛（静息痛），这些需要考虑下肢的血管硬化闭塞了。有心房颤动病史的人，突然出现下肢急性疼痛、皮肤苍白、没有感觉、发麻、皮肤发凉、摸不到动脉搏动，也许是心脏血栓脱落堵塞了下肢血管，必须马上就诊介入血管外科，尽可能在 6～12 小时内进行处理，耽误了黄金时期将导致截肢的危险甚至危及生命。

腿脚皮肤破溃

有高血压或糖尿病病史的老年人，因受伤引起腿和脚趾皮肤破损，过了 1～2 周都没有愈合；或是腿和脚发凉、麻木、疼痛没有得到及时治疗，出现了皮肤破损形成溃疡；以上需要及时到血管外科排查。否则可能出现从足趾开始变黑坏死，皮肤破溃继续增大，疼痛和发凉（缺血）进一步加重，整夜不能入睡，可能有截肢的危险。

下肢肿胀伴疼痛

突然出现一侧或双侧腿脚肿胀并伴随有疼痛，早晨起床时减轻，活动后就加重，要小心下肢深静脉血栓。尤其在长时间乘坐飞机或火车的过程中、女士在孕期及产后、口服避孕药期间、外伤或做了大手术之后一段时间没有下床活动。急性期如未及时就医和绝对卧床休息，血栓很容易脱落随血流到肺部，导致肺动脉栓塞，危及生命，需特别重视。

呕血黑便

出现呕血、黑便等情况，如果是消化道溃疡一般就诊普外科或消化科。但如果有肝硬化的长期病史，也易发生食管胃底静脉曲张破裂大出血，就需要考虑是否到介入血管外科栓塞出血的静脉，进一步疏通门静脉从而减轻食管胃底静脉的压力。

咯血

咳嗽咳痰、痰中带血的情况，除了需要针对疾病病因进行治疗外，如果发生急性大咯血，比较有效的方法是进行介入栓塞止血，尤其对于支气管扩张、肺结核、肺癌等患者。

难以控制的高血压

引起高血压的原因很多种，但有一种是因为肾动脉狭窄所致，只有通过介入治疗将肾动脉开通才能有效降压。这种疾病主要表现为：血压呈持续升高状态，所有降压药物几乎都没有效果，伴有头晕、胸口闷、自己能感到心跳、恶心呕吐、视力减退、腰痛，有时还尿血。

脉搏减弱或消失

通常人们可以在手腕或足背触摸到明显的动脉搏动，如果搏动较之前减弱或消失了，提示有动脉狭窄或堵塞的可能。

跳动的包块及肿胀的手

有外伤的人，受伤部位疼痛，肿块处触摸到"心跳"一样的搏动，可能还有伤侧手脚出现静脉曲张（青筋暴露）、皮肤破损、皮温升高。做血液透析的人，透析通路（透析使用的动脉和静脉）使用中出现出血、感染（局部红肿热痛，寒战高热）、手部持续性肿胀、手指末端苍白发凉麻木等症状。

腿上青筋暴起

当腿脚青筋暴露，看着就像蚯蚓爬上双腿，伴随有久站后单腿或双腿酸胀、沉重、乏力等症状，严重时出现皮肤颜色变深、瘙痒、皮肤破损，甚至出血。这些是下肢静脉曲张的典型表现。

总言之，血管疾病的症状体征有一些典型的，但也有时与其他疾病类似，当不能确诊时，一定不要忘记挂号看介入血管外科门诊或急诊！

（阳秀春　莫　伟）

3.2　饮食和用药

3.2.1　什么是清淡饮食？

主动脉夹层手术患者老张经过介入手术治疗、术后康复，终于可以出院了。病房护士对其进行出院健康指导，除了常规定期检查、口服药物、注意休息外，还告诉老张要注意饮食清淡、易消化、富含营养、少食多餐。

经过住院期间流质、半流质饮食，老张十分想吃口味虾、猪脚、麻辣牛肉等美食，那么问题来了，为什么要清淡饮食？什么是清淡饮食呢？什么样的人群需要清淡饮食？这些想吃的食物老张可以吃吗？

为什么要清淡饮食？

食用口味较重的食物例如咸盐、油多、辛辣的食物容易刺激我们的心血管、消化系统，加重身体负担。咸盐会导致高血压、促进动脉粥样硬化，增加血管疾病风险；油多会导致高血脂、高胆固醇，加重血管内斑块形成，引起血管堵塞；辛辣会刺激消化系统黏膜、引发上火、口腔溃疡、腹泻、便秘等症状。所以在日常生活中清淡饮食则可以促进我们心血管、消化系统的正常运行，确保营养的吸收和废物排出，有助于健康。

什么是清淡饮食？

清淡饮食指的是少油、少糖、少盐、不辛辣的饮食，也就是口味比较清淡，如白灼青菜等。从营养学角度，清淡饮食体现食物的原本味道，最大限度地保存食物的营养成分。

1. 少油　推荐每日油脂摄入量每公斤体重维持 1～2 克，比如 50 千克（公斤）体重的人，每天需要油脂 50～100 克，而根据油脂来源的不同摄入量标准也不一样，一般来说动物油脂与植物油的摄入量比例，按照 1∶2 的比例。但是，根据中国营养学会建议，一人一天的食用油摄入量不宜超过 25 克，包括烧菜所用的食用油和食品所摄入的油脂。

2. 少糖　此处的糖，指蔗糖，过多食用蔗糖会导致体重增加、肥胖，引起心血管疾病和糖尿病。现代营养学的健康吃糖标准是：每公斤体重每天 0.5 克糖，即体重 60 公斤的人每天吃糖应控制在 30 克，30 克糖的体积约为一次性水杯的 1/4。

3. 少盐　食用盐为钠盐，世界卫生组织建议成人每日摄入盐量应不超过 6 克，约一盐匙平勺，而数据显示我国人均食盐摄入量已达 12 克/天，急需严格控盐。

4. 不辛辣　近年来，人们口味逐渐变重，辣椒等刺激性食物虽然能提高食欲，但长期食用对人体健康造成影响。中医认为刺激性食物具有"发散"作用，过多食用，容易"耗气"，可能导致气虚，致使免疫力降低，不利于身体康复。所以在日常生活中应尽量避免辛辣食物。

什么样的人群需清淡饮食？

因咸盐、油多、辛辣的食物刺激心血管、消化系统，故有心血管、消化系统疾患的人群需长期坚持清淡饮食。血管疾病患者如颈动脉狭窄、主动脉夹层、腹主动脉瘤、下肢动脉闭塞、下肢深静脉血栓、冠心病等患者，"三高"（高血压、高血糖、高血脂）人群均需严格清淡饮食。显然，患者老张想吃的食物是不适合他的，需要忌口。

（刘小芸）

3.2.2　"好色"的食物能保健

　　五颜六色的食物不但养眼，而且营养丰富，更有益于防病强身。而且在我们的人体中，五脏各有所爱，如心爱红、肝爱绿、脾爱黄、肺爱白、肾爱黑。所以，人们在饮食中，要多吃五颜六色的食物，少吃颜色单调的食物。因为不同颜色的食物拥有不同的营养物质和不同的保健功效，所以让我们餐桌上的食物变得五颜六色，吃出健康，吃出好心情。那么，这五种颜色的食物有哪些，它们又有什么作用呢？

红色食物

　　红色食物养心，进入人体后可入心、入血，具有益气补血和促进血液、淋巴液生成的作用，有助于提高机体的免疫力，预防心脑血管疾病、高血压和动脉粥样硬化，对于患心血管疾病及贫血的人群可以多食用。这类食物常见的有两大类：一类是蔬菜水果，它们富含番茄红素，这是一种很强的抗氧化剂，能清除体内的氧自由基，具有一定的延缓衰老的作用，这类食物主要有番茄、红辣椒、山楂、草莓、红枣、石榴等；一类是肉类食品，它们含有血红素，有益气、生血、补阳的功效，可以促进血液、淋巴液的循环，这类食物主要有牛肉、猪肉、羊肉等。

绿色食物

　　绿色食物护肝，多食绿色食品具有舒肝强肝的功能，能起到调节脾胃消化吸收的作用，绿色的蔬菜中水分含量较高，热量较低，既可以填饱肚子，又不易让人发胖，而且还富含膳食纤维，是肠道健康的"清道夫"和"守护神"。这类食物还含有丰富的维生素、叶酸、矿物质（如钙、磷、钾、镁、铁）等，可以有效地改善贫血，防止血管硬化和抗氧化的作用，同时绿色蔬菜中丰富的叶酸已被证实能防止胎儿神经管畸形。这类食物主要有菠菜、芹菜、西兰花、苦瓜等。其中，菠菜含铁量较高，是辅助治疗缺铁性贫血的最佳蔬菜；芹菜含钾丰富，能降低血压、促进尿酸排泄、软化血管、治疗便秘。

黄色食物

　　黄色食物益脾胃，摄入黄色食物后，其营养物质主要集中在脾胃区域，还可以促进和调节人体的新陈代谢，它们富含 β-胡萝卜素、叶黄素、玉米黄质、异黄酮、槲皮素等。其中 β-胡萝卜素可以在体内转化成维生素 A，预防夜盲症和干眼症、促进骨骼和免疫系统健康的作用；异黄酮有一定的调节胆固醇的作用,可以保护心血管健康;槲皮素有防癌的作用。黄色的食物中还含有优质的蛋白质、脂肪、维生素和微量元素,可以增加肠胃的蠕动,有效的缓解便秘。黄色食物中富含的抗氧化剂可以减少空气污染对人体造成的伤害。这类食物主要有柑橘、菠萝、胡萝卜、芒果、柠檬、南瓜、玉米、小米、木瓜等。柑橘类的水果能缓解食物的消化吸收,对控制血糖有益。

白色食物

白色食物养肺,含有丰富的有机硫化物,能激发人体的免疫力、调节血脂、预防动脉硬化,还具有护胃、助消化的作用,同时,还可以阻断体内亚硝胺的合成,抑制肿瘤细胞的生长。常食用白色类的食物还可以调节人们的视觉和安定人的情绪。这类食物主要有主食类:米、面等;蔬菜水果类:大蒜、花菜、白萝卜、莲藕、白蘑菇、豆腐及豆制品、山药、牛奶、梨等。山药含有多种微量元素和消化酶,具有健脾、养胃、助消化的作用。

黑色食物

黑色食物补肾,黑色食物指颜色呈黑色或紫色、深褐色的各种天然动植物。食物中含有花青素等物质,具有抗氧化、调节血脂、抗肿瘤、清洁、软化血管等作用。这类食物主要有蓝莓、茄子、黑豆、黑木耳、海带、紫菜等。其中,黑木耳含有丰富的卵磷脂、脑磷脂,能清洁、软化血管;茄子含有大量的铁、钾、维生素 E、维生素 D,可以软化微血管、防止小血管出血,对高血压、动脉硬化、咯血、皮肤淤血、皮下出血有一定的防治作用。茄子中的龙葵素,对癌症也有一定的抑制作用。黑色食物的颜色越深,营养价值越高,常吃这类食物可以有效预防动脉粥样硬化、冠心病、脑卒中等疾病。

每类颜色的食物都有"一技之长",我们要巧加利用,要巧妙地吃,合理地吃,多吃五颜六色、新鲜的蔬菜和水果,做到"平衡膳食,合理营养",帮助我们的机体预防疾病,维护健康。

(何喜美)

3.2.3 哪些食物对高血压患者有好处?

刘女士今年 50 岁,血压一直不稳定,有周期性低钾麻痹病史 1 年,间断发病。最近在医院确诊为蛛网膜下腔出血,接受介入治疗,术后需严格控制血压。医生告诉刘女士在遵医嘱服用降压药的基础上,通过合理饮食帮助稳定血压,可用食物配合进行调理。

高血压病易得又难治

　　高血压病是一种"现代病",也可以说是一种"富贵病",与现代生活条件改善、生活水平提高有很大的关系。现阶段高血压已成为危害国人身心健康的主要慢性疾病之一,且复发率高,难以根治,深深困扰着患者,尤其是一些因高血压诱发其他疾病的患者。刘大娘因高血压诱发蛛网膜下腔出血,经过介入微创治疗康复出院,但术后仍需要对血压进行监测和控制,以免再次发病。

高血压患者吃啥食物好?

　　近年来,国内兴起的自我保健新潮流中,科学饮食已成为防治高血压的有效方法。有学者曾贴切地形容,如果每天食用利于降压的食物,就像是每天给血管洗澡、排毒一样。那么,有哪些食物有益于高血压患者呢?

　　1. 芹菜　芹菜是人们普遍知晓的降压食物,既能热炒,又能凉拌,深受高血压患者的喜爱。许多古代医学书籍中记载,芹菜性甘凉,具有清热、利尿、降压等功效,可用于辅助治疗早期高血压和高脂血症。营养学研究发现,芹菜富含维生素 A、维生素 B_1、维生素 B_2、维生素 C 以及钙、铁、磷等物质,长期食用能够降低血脂,调节血压。现代药理研究证实,芹菜茎叶含有芹菜苷、佛手苷和挥发油,具有调节血压、血脂及预防动脉粥样硬化的作用。芹菜还能改善因活动量小、饮水量不足导致的大便干燥,促进肠蠕动,利于排便。高血压患者可将芹菜洗净、切碎,加入一点红糖,用开水冲泡,当茶饮;也可榨汁;或切碎后,加入少许植物油凉拌。

　　2. 洋葱　洋葱含有能够激活血溶纤维蛋白活性的成分和前列腺素。这些物质具有较强的舒张血管作用,能够降低外周血管阻力和促进无机盐的排泄,因而具有良好的降压效果。洋葱是中老年人群的保健佳蔬。洋葱的做法简单,可与其他蔬菜同炒,也可凉拌。

　　3. 菠菜　菠菜性凉,味甘,具有利五脏、通血脉的功效。菠菜的食用方法很多,可炒食,也可洗净后直接食用,还可凉拌。

　　4. 荠菜　荠菜含有蛋白质、维生素等营养成分,性平味甘,具有清热解毒、平肝降压的功效。高血压患者可将 20 克荠菜与 15 克旱莲一同用水煎煮,每日 1 剂,长期坚持服用可获得较好的降压效果。

　　5. 大蒜　大蒜含有蛋白质、维生素 A、维生素 B 等多种营养成分,具有止咳平喘、通窍的功效,也有良好的降压效果。大蒜味辛辣,建议腌制后食用,可腌制成糖醋蒜,每天饭前空腹食用 2～4 瓣;也可饮用少许糖醋蒜汁；亦可根据个人喜好制作，如清蒸、烤食等。

6. 番茄　番茄俗称西红柿含有蛋白质和多种维生素，是防治高血压、高血脂的常用食物之一。它味道酸甜，深受高血压及高血脂患者的喜爱。番茄的食用方法很多，可炒鸡蛋，也可生吃或榨汁。

7. 木耳　木耳含有蛋白质、维生素B以及钙、磷等元素，具有凉血止血、降压降脂、补益气血的功效。木耳的食用方法也较多，可炒食，可沸水浸泡后凉拌，也可加冰糖清蒸。每日睡前食用清蒸冰糖木耳，对血压的控制有积极作用。

8. 海蜇　研究发现海蜇头中含有类似于乙酰胆碱作用的液体，具有扩张血管、降低血压的功效。江浙一带的居民常将海蜇头与荸荠一同煎煮服用来预防高血压，效果良好。

9. 蜂蜜　蜂蜜是深受人们喜爱的一种保健食品，性平，味甘，具有软化血管的作用。研究发现伴有便秘的高血压患者，每日坚持使用温水冲服蜂蜜，不仅能够促进排便，还能维持血压的稳定。

高血压患者不适宜吃什么？

高血压患者应限制盐的摄入。食盐的重要成分为氯化钠，人体对氯化钠的需求为每日3～5克。若食盐摄入过多，造成机体水潴留，血管内压力升高，阻力增大，心脏负荷加重，长期高盐饮食可导致心脑血管疾病的发生。研究发现，盐的摄入量与血压呈正相关，日均盐摄入量增加1克，平均动脉压上升2mmHg。因此，限制盐的摄入对高血压的治疗有益，低盐饮食是高血压的基础治疗方法之一。世界卫生组织（WHO）建议盐的每日摄入量应少于6克，包括食盐及含有氯化钠的食品，如酱油、腌制食品等。

（李　慧[2]）

3.2.4　每天最多能吃几个鸡蛋？

老李是一名"三高"患者，日常生活中，老李躲鸡蛋就跟躲瘟疫一样，生怕吃了鸡蛋使血脂和胆固醇升高。同时，在外吃早餐时常看到这样的情景：有人吃了鸡蛋白，却把鸡蛋黄丢弃在桌上，视蛋黄如瘟疫，唯恐避之不及。曾几何时，鸡蛋成了一种有争议的食品了。有人认为，鸡蛋主要是蛋黄中含胆固醇高，因此，就不敢吃鸡蛋了，拒鸡蛋于嘴外。

人们之所以对鸡蛋充满恐惧感，主要是畏惧其中的胆固醇，一个普通大小鸡蛋含有约200毫克胆固醇。人们普遍认为，胆固醇吃得越多，那么血液中的胆固醇含量肯定得升高，得冠心病的概率也会上升，一言以蔽之，吃鸡蛋容易得冠心病。

吃鸡蛋真的容易得冠心病吗？

鸡蛋内含有什么？

鸡蛋中蛋白质含量为 12%，氨基酸种类及其比例适宜，氨基酸组成与人体需要最为接近，很适合人体生理需要、易为机体吸收，利用率高达 98% 以上，营养价值很高，对于人类而言，鸡蛋的蛋白质类型和氨基酸构成都非常完美，仅次于母乳，属于优质蛋白质。鸡蛋含有丰富的卵磷脂，是神经系统中非常重要的营养元素。同时卵磷脂有乳化、分解油脂的作用，是谓 "血管清道夫"。同时鸡蛋中还含有脂肪、卵黄素、维生素和铁、钙、钾等人体所需要的矿物质。鸡蛋中钙、磷、铁和维生素 A 含量很高，B 族维生素也很丰富，还含有其他许多种人体必需的维生素和微量元素，是小儿、老人、产妇以及肝炎患者、结核病患者、贫血患者、手术后恢复期患者的良好补品。鸡蛋、味美价廉、营养丰富，确实是一种理想的天然 "补品"。

鸡蛋含有这么多丰富的营养元素，作为天然的 "补品"，却让大家望而却步的其实是 "胆固醇"。

胆固醇是什么？

很多人对胆固醇的印象很不好，在日常饮食中想方设法减少摄入胆固醇。胆固醇其实是一种脂肪，是一种人体必需的类脂，参与细胞膜的构成，并且是人体合成脂肪酸盐、维生素 D_3、类固醇类激素、胆汁酸的原料，是脂类和脂溶性维生素消化与吸收的必须条件。

胆固醇以脂蛋白的形式存在于人体血液，包括高密度脂蛋白胆固醇（HDL）、低密度脂蛋白胆固醇（LDL）、极低密度脂蛋白胆固醇（VLDL），前者俗称 "好" 胆固醇，后两个就是 "坏" 胆固醇。HDL 将胆固醇从血管运回肝脏，而 LDL 和 VLDL 正好相反，促进胆固醇沉积在血管壁，造成血管内皮炎症，最终导致动脉粥样硬化，增加心血管疾病的风险。

胆固醇有好有坏，减少 LDL 和 VLDL 这些坏胆固醇的摄入才能降低心血管疾病的发生，而一味减少胆固醇摄入并不利于健康。

吃鸡蛋会升高血胆固醇水平吗？

一个正常大小的鸡蛋，蛋黄中大约含有 200 毫克的胆固醇，含有的胆固醇非常高，相当于半斤瘦肉中所含的胆固醇。如果每天吃两个鸡蛋，胆固醇看上去是超标了,然而每天吃两个以上鸡蛋就会导致血液胆固醇超标吗?

人体并非饭桶,不是说你往里倒多少鸡蛋,就会有多少相应的胆固醇在里面,人体血液中很多营养素的水平和摄入营养总量并不成正比。

近年来,多项医学研究表明,血胆固醇水平与摄入脂肪总量以及身体活动水平等因素的关系更大,与每日摄入的胆固醇总量关系较小。因为血液中的胆固醇主要来源于自身合成而不是食物摄入。人体内的胆固醇大部分是自身合成,正常成人的肝脏每天大约合成 1000 毫克胆固醇,占人体总胆固醇含量的 80%~90%,只有 10%~20%来源于食物,并且食物中的胆固醇吸收率最高也只有 30%,一个鸡蛋中所含有的胆固醇并不会对健康人体血液中的胆固醇造成什么影响,且健康机体可以有效地调节吃进去的和合成的胆固醇,使其在人体内保持一个平衡的状态,并且鸡蛋中的其他营养成分带来的收益远高于胆固醇的影响。

一项关于摄入鸡蛋数量与血胆固醇关系的研究显示,每天摄入 1~3 个鸡蛋的人群,血液中"坏"胆固醇浓度并不会比不吃鸡蛋的高,但是"好"胆固醇的浓度会略有升高。这么看来,正常人一天吃 3 个鸡蛋,血胆固醇含量并也并不会超标。同时,美国心脏协会认为,对于想降低血胆固醇水平的人来说,应该严格控制总脂肪摄入和饱和脂肪酸的摄入,饱和脂肪酸的摄入才是高胆固醇血症最主要的饮食原因。

每天吃几个鸡蛋为宜?

含有鸡蛋的早餐可以带来全面的营养,增强饱腹感,减少短期内食物摄入,有助于减轻体重。因此,为了你的健康,请给自己的早饭加一个鸡蛋,如果嘴馋,吃 2~3 个鸡蛋也不会有什么问题。

如果患有代谢性疾病,身体自我调节能力会受到影响,体内合成的胆固醇和食物摄取的胆固醇会失衡,过多摄入的胆固醇就会影响人体血脂的代谢,引起高血脂等症状。所以患有代谢性疾病的人群对蛋黄还是需要加以控制。

鸡蛋的烹饪方法也很重要,如果是煎炸、油炒等方式,会摄入大量的油,同时鸡蛋中的脂肪和胆固醇会发生氧化,可通过美拉德反应生成晚期糖基化终产物(AGEs),促进人体血管内皮的损伤,使动脉硬化,不利于心血管健康。而煮鸡蛋、蒸鸡蛋等少油少盐的烹饪方式则是更佳选择。

(龚妙玲)

3.2.5 喝红酒可以 "软化" 血管吗?

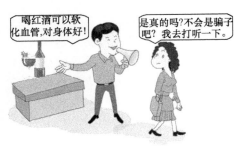

图 3-8 红酒能软化血管?

王女士: 我今天在路上碰到一个红酒推销商, 他说红酒能 "软化" 血管 (图 3-8), 对身体有很多好处。我特意来咨询一下您, 您说是真的吗?

向医生: 回答问题之前, 首先要了解红酒的成分及作用。我们所说的红酒, 也是葡萄酒的统称。可以分为红葡萄酒、白葡萄酒、粉葡萄酒, 其中含有葡萄糖、果糖等糖类, 多种氨基酸, 维生素 C, 各种有机酸, 矿物质等。可以为人体提供营养素, 促进消化, 愉悦精神, 同时有大量国内外研究表明长期少量饮用红酒, 对人体正常新陈代谢中发挥有益作用, 可以降低血压, 降低总胆固醇水平, 从而抑制血栓形成, 预防心脑血管栓塞的发生。红酒的确对身体有很多好处, 针对血管疾病来说, 活血化瘀, 疏通血管是已经得到科学验证。但是对于 "软化" 血管, 预防心脑血管疾病这种说法是需要进一步科学研究的。

王女士: 我爸爸有 80 岁了, 我本来想着给他买点红酒喝喝, 帮他调养一下, 预防心脏病。听您这么一说, 视乎有点感觉自己被 "套路" 了, 看样子不能太相信这些广告。

向医生: 虽说红酒有很多可列举出来的好处, 但它基本成分仍然是酒精。酒精需要肝脏的代谢, 所以说不管是红酒, 还是白酒都一样, 如果不控制酒量的话, 对身体相当不利, 严重的话甚至会导致肝损伤、酒精中毒, 造成消化、心脑血管、神经、内分泌等系统疾病。适量饮酒对心血管系统的保护作用和机制还有待深入研究和证实。因此, 不建议出于预防心脏病的考虑开始饮酒或频繁饮酒, 尤其是中老年人群。我们可以通过其他的办法, 比方说适度的体力劳动、维持健康的体重、戒烟等良好的生活习惯来帮助我们有效的预防心血管疾病。

王女士: 我懂了, 尽量避免喝酒。如果不能避免的话, 怎么喝红酒最好呢?一天的量是多少呢?

向医生: 适量饮红酒一般是指每日少于 120ml (一小杯) 饮用低度红酒, 中老年酌情减量。每天喝 50ml 左右的红酒, 对人体最为适宜,不会增加肝脏的代谢，同时又能发挥出红酒本身的优点。就像大家所说的："每天喝的少，但要喝的好"。不要酗酒、拼酒、不要空腹饮酒，应尽量在饮酒前吃一些碳水化合物类的食品。例如，饼干、果汁、面包等。

王女士：现在是互联网时代，我们每天面对外界各种广告、传单、网站等信息，如何避免上当受骗呢？

向医生：其实，不论是什么东西，避免上当受骗的关键就是要懂得质疑它的真实性，像您一样，咨询专业的人员，在专业人员指导下购买并使用。作为医务人员，我们欢迎大家咨询，帮助大家都保持健康的身体。

（周碧芳）

3.2.6 血管"垃圾"的帮凶食品

43岁的胡女士长得白白胖胖，总是笑眯眯的，朋友也很多，平时吃吃喝喝少不了，而且好吃油炸、腌制及甜点等食品，但又缺乏运动。近日，谁也没料到，一向健康的胡女士却突发头晕、突然说话困难、一侧面部、肢体麻木无力，经家人急送医院检查，诊断为缺血性脑卒中，接受介入治疗。经询问病史及一系列检查，胡女士因不健康的生活方式导致高血压、高血脂、高血糖，且自认为年轻，没有控制饮食、没及时服用药物治疗，没有对可控因素进行管理，才导致脑卒中发生。民以食为天，当人们"大饱口福"时，却常常忽视了食品的营养结构、饮食不当可以导致与血管有关的很多疾病。合理健康的饮食是保证血管健康的有效和必要措施。但是，您每天所吃的食品质量如何？营养好不好？能否维持您的血管健康？

哪些食物不宜多吃？

（1）油炸食品含有较高的油脂，油炸高温易破坏维生素，使蛋白质变性，易导致高脂血症和心脑血管疾病。

（2）肥肉和动物内脏类食物，含大量饱和脂肪和胆固醇，是导致心脑血管病最重要的垃圾食品。

（3）罐头类食品，各类维生素几乎被破坏殆尽，营养价值大幅度降低。水果类罐头含有较高的糖分，可在进食后短时间内导致血糖大幅攀升。

（4）腌制食品钠盐含量超标，易导致高血压，同时也增加罹患动脉硬化的风险。

（5）甜点、奶油制品，可导致血糖和血脂升高、体重超标。

（6）方便面含有大量防腐剂，属于高盐、高脂、低维生素一类食物。

上述食品含高盐、高糖、高脂肪，多吃的结果就是血管负荷增加，最终各种慢性病自然就接踵而来，导致机体失去健康。

血管有"垃圾"，一定要清理

血管就像家中的水管一样，时间久了就会积垢、生锈，逐渐堵塞甚至影响水的供应。血管中"垃圾"如果不及时清理，在血管壁上越积越多，就会慢慢地把血管堵死，血管堵塞如果发生在脑血管、心血管及周围动脉血管，就会导致脑梗死、心肌梗死及下肢间歇性跛行、坏疽等相应的临床症状。那么血管"垃圾"有没有必要去清理？血管内无机盐、尿素等细胞代谢的废弃物，会通过尿液、汗液等排出体外，胆固醇会堵塞血管，以低密度脂蛋白为主的胆固醇在血管壁不断沉积，形成粥样斑块，造成血管狭窄，从而引发各种血管系统疾病。动脉粥样硬化斑块是牢牢附着在血管壁上的，并非是大家想象的那样一铲、一刮、一洗就可以去除的"垃圾"。健康饮食、多运动锻炼，控制好血脂、血糖、血压，可以延缓它发展的速度。

合理选择健康食品，帮助血管"驻龄"

原则：选择低热量、低胆固醇、低脂肪、低糖、高纤维饮食。

（1）禁忌高脂肪、高盐、高糖类食物，如肥肉、动物内脏、猪油、油炸食品。要用植物油炒菜，注意烹饪方法，所吃的菜以炖、烩、蒸为主。

（2）多吃含维生素的食物：如绿色蔬菜、茄子、胡萝卜、番茄等，平时应多吃些苹果、杨桃等水果。茄子含有多种维生素，能降低胆固醇，还能防止高血脂引起的血管损害。胡萝卜能将血液中的油脂乳化，并将它们排出体外，达到降血脂、净化血液、增加血管壁弹性、改善微循环的效果。番茄中含有丰富的维生素，也具有较强的抗氧化能力，有效地预防血栓形成。苹果富含多糖果酸及类黄酮、钾及维生素等营养成分，可使积蓄于体内的脂肪分解，可预防动脉粥样硬化。杨桃可以减少机体对脂肪的吸收，有降低血脂、血糖、胆固醇的作用，能预防高血压、动脉硬化。

（3）多吃有利清理血管"垃圾"的食物：山楂中的山楂酸、柠檬酸对降低胆固醇和甘油三酯、降血压及扩张血管壁、避免血栓形成等作用显著。大蒜能够清除血管内的脂肪，有效地预防高血脂以及动脉硬化等。洋葱可以扩张血管、降低血液黏度、预防血栓的形成。海带既能防止血栓又有降低胆固醇、脂蛋白、抑制动脉粥样硬化的作用。绿茶中含有茶多酚，能缓解血液高凝状态，增加血管柔韧性、弹性，延缓动脉粥样硬化。荞麦中含有芦丁，能促进细胞增生、防止细胞凝集，对血管系统有保护作用,它还可以增强血管壁的弹性、韧度和致密性。毛豆、玉米有助于人体脂肪及胆固醇的正常代谢,可以减少胆固醇在血管中的沉积,从而软化动脉血管。

口味是一时的,但健康却是长长久久的,再好吃的东西在嘴巴也只停留十几秒钟,一定要吃应该吃的,不要因为图垃圾食品的一时口感而吃得忘乎所以,保护好自己的血管是每个人的责任。

除了调整饮食、注意运动外,部分血管"垃圾"还得遵医嘱使用降血脂、预防血栓等药物。通过这些药物能稳定血管"垃圾",尽可能避免斑块脱落、形成血栓,堵塞血管。而对于一些血管"垃圾"较严重以至出现血管堵塞的,可通过微创介入手术,把狭窄的血管撑开,保证血液的流动。

(李玉辉)

3.2.7 控制血糖的几把刷子

血糖水平不稳定,是让糖尿病患者和医生都头疼的问题。得了糖尿病,一定要看专科医生,不要寻求降糖偏方。糖尿病治疗主要依靠的是教育、饮食、运动、药物、监测"五驾马车"。在专科医生的指导下,可结合营养师的建议,制订科学合理的降糖方案,才能合理控制血糖。下面告诉大家糖尿病患者需要的几把刷子:

管住自己的嘴

(1)忌酒:少喝酒或不喝酒。每日饮酒不超过 10g 酒精,约相当于啤酒 285ml,红酒 100ml,白酒 30ml。

(2)低盐饮食:每日食盐摄入量不超过 6g。

(3)制订饮食计划,控制总热量摄入:根据活动量及理想体重计算所需热量,每日主食量 250～300g,多以粗粮、杂豆、白面作为主食,急火煮,少加水;新鲜蔬菜 500g 以上,绿叶蔬菜占一半以上,配合少量菌藻类蔬菜。例如,蘑菇、香菇、木耳、海带等,牛奶 250ml,鸡蛋一个,瘦肉 100g,豆制品 50～100g,适量吃含糖量低水果,如草莓、樱桃、西瓜、黄瓜、番茄等。

(4)少吃多餐:每日 3～6 餐,既保证吸收又减轻胰岛的负担。一日三餐比例可为 1/5、2/5、2/5,定时进餐,少吃零食。

(5)食用油控制在 25g 以内,少油烹调,避免煎炸油腻。尽量吃天然食物,少吃煎炸油腻食物。

（6）坚果可提供维生素 E、矿物质及膳食纤维，每日吃一小把果仁（15～25g），要求是未经过加工的天然食品。

需要注意的是：糖尿病饮食在食物选择上要多样化，谷类杂粮是基础，避免粗粮细做，限制脂肪的摄入，适量选择优质蛋白质、富含纤维素饮食，多饮水（6～8 杯）。

迈开自己的腿

遵循因人而异、量力而行、循序渐进、持之以恒的原则。

（1）根据自己的病情、年龄、喜好，选择有一定耐力持续消耗能量的有氧运动，如跳绳、球类运动、游泳、快跑等高强度运动，每日锻炼 5 分钟；快走、慢跑、骑车、爬楼梯、健身操等中等强度运动，每日 10 分钟；轻度运动，如广播操、太极拳每日 20 分钟；选择中低强度的有氧运动。

（2）"一三五七运动法"：饭后 1 小时以后运动；每次坚持 30 分钟；每周运动五次左右；运动时心率小于（170－年龄）；运动前后自测血糖。

（3）"锻炼前中后要注意"：运动之前要热身；锻炼时机要选好；期间要有人陪伴；头晕心慌吃块糖；做完运动走一走；运动之后微汗、稍累，精神好。

药不能停

糖尿病发展到一定阶段，仅靠饮食及运动不能控制，就需要降糖药物降低血糖。市面上常见降糖药物多种多样，药物作用机制、服用时机各不相同，遵医嘱使用降糖药物，并且自我监测血糖。糖尿病患者应自备一台血糖仪，不仅可以检查三餐前后血糖，了解血糖水平及降糖药的疗效，而且可以检查随机血糖，了解特殊情况下对血糖的影响。

自我管理——不给家人"拖后腿"

一旦诊断为糖尿病，要正确对待，保持稳定的情绪，积极配合治疗，提高生活质量。

（1）日常护理：尽量穿舒适宽松的棉质衣物、平底鞋；杜绝赤脚行走，穿鞋不硌脚，关注"脚下"；洗澡不能烫（水温 39～41℃）、不宜久（每次不超过 15 分钟）、次数不要多（每周 1～2 次）；注意口腔卫生。

（2）"勤回来看看"：除了血糖检查，还应定期到医院做相关检查。如糖化血红蛋白、肝、肾功能及血脂、眼底检查等。

糖尿病是一种慢性病，要树立信心，学会与糖尿病相处，将糖尿病的日常护理纳入生活之中，既可保证生活的高质量，又可控制血糖，使患者成为血糖的"管理者"。

（张永慧）

3.2.8　血脂高，一定要吃药吗？

老张 60 岁时由于脑卒中做了介入治疗手术，术后他忧心忡忡并且很焦虑，生怕再次发病。今年 62 岁的老张去医院体检，查出有高脂血症。看着化验单上的红色上升箭头，老张立即跑到医院，要求医生开药，恨不得立马把血脂降下去。然而医生却拒绝了。那么，让我们来听一下医生对高血脂的介绍及高脂血症的预防和治疗方法。

什么是高血脂？

高血脂是指血液中的脂质含量过高。血脂是对血液中所有含类脂质的统称，包括胆固醇、甘油三酯、磷脂、脂肪酸。高血脂分为原发性高血脂和继发性高血脂。原发性高血脂与遗传因素、饮食习惯密切相关。遗传因素可通过多种作用机制引起高血脂，其中以基因缺陷最为常见；饮食因素对血脂的影响较复杂。继发性高血脂主要是由其他原发疾病引起，常见有糖尿病、甲状腺疾病、肝脏疾病及肾脏疾病等。无论是原发性高血脂，还是继发性高血脂，都是冠心病、心肌梗死、脑卒中等心脑血管疾病的危险因素。

怎么控制高血脂？

1. **饮食宜忌**　有句话说"爱一个人，不能只征服他的胃，还得管住他的嘴"。高血脂患者应严格控制胆固醇的摄入，多食用富含维生素、纤维素的食物。高胆固醇食物包括动物内脏、蛋黄、蟹黄、动物大脑、腊肠等。中胆固醇食物包括鸭肉、鸡肉、猪肉等。比较喜欢吃鸡、鸭等食物的朋友，可将皮剥掉，尽量不要炖食，可选择清蒸或水煮。低胆固醇食物包括瘦肉、鱼类、大豆、牛奶、谷物等。无胆固醇食物包括蔬菜和水果。随着时代的发展，高血脂的发病越来越年轻化，这与年轻人工作繁忙，常常吃快餐和油炸食物有关。因此医生建议高血脂患者日常生活中的饮食以清淡为主，煎煮食物的食用油应以植物油为主，并严格限制用量，通常情况下每天不应超过 30g。

2. **适当运动**　老年患者一周运动 2～3 次，以散步或快走为主，每次保持 30 分钟至 1 小时。年轻的患者可适当增加运动频率和强度，如每周运动 3～5 次，可选择运动强度较大的项目，如游泳、球类运动等，但应注意避免过度运动。科学、合理的运动不仅能够发挥调节血脂的功效，对于老年患者，还能够预防动脉粥样硬化，保护血管，降低心、脑血管疾病的风险，对于年轻患者，能够改善患者精神状态，增强活力。

3. 拒绝烟酒　许多高血脂患者有吸烟、饮酒的习惯。营养专家指出，吸烟者的血清胆固醇水平明显高于不吸烟者，同时认为吸烟与血清高密度脂蛋白（好胆固醇）水平呈负相关。无论性别、年龄，其体内的血清高密度脂蛋白水平均较不吸烟者低，甘油三酯（坏胆固醇）则较不吸烟者高。如果戒烟，3 个月后血清高密度脂蛋白就可以增加，低密度脂蛋白和甘油三酯水平会明显下降。

健康建议，高血脂患者吸烟、饮酒均是不可取的，而适量饮酒还是可以的。国内研究证明少量饮酒，能够改善脂质代谢状态，预防动脉粥样硬化，降低高血脂患者发生冠心病的风险。美国哈佛大学医学院研究表明，每天饮酒量不超过 50g，能够降低血清低密度脂蛋白水平，预防脂质沉积。国内曾有学者研究定量饮酒对人体脂质代谢的影响，发现不论年龄大小，饮酒组的高密度脂蛋白水平明显高于非饮酒组，由此证明饮酒能够改善人体脂质代谢情况，每日最佳饮酒量为 20～30g。而大量饮酒明显影响脂质代谢，大量饮酒能够抑制蛋白酶的活性，使肝脏内合成的极低密度脂蛋白增多，甘油三酯水平升高，加速动脉粥样硬化的形成。因此医生建议戒烟，适量饮酒。

4. 合理用药　药物治疗指通过使用药物控制血脂。很多高血脂患者在确诊后，多会第一时间向医生寻求药物治疗，尤其是一些上了年纪的老年人，更加急切。目前他汀类药物是我国临床治疗高血脂应用最为广泛的一类药物。大量实践研究已经证实该类药物具有良好的调脂效果，但长期使用会影响肝功能。对于肝功能异常的高血脂患者来说，采用该类药物治疗存在一定的限制。

大部分高血脂患者，首先建议通过控制饮食和适当运动等非药物治疗来调节血脂，如单纯性的轻度高血脂，通过积极的非药物治疗可将血脂控制在正常范围内。已有研究证实部分高血脂患者通过改善生活方式，加强体育锻炼获得了满意的效果。因此医生总结说：控制血脂不一定要吃药，当改善生活方式和加强运动等非药物治疗效果不明显者时，才考虑药物治疗。

（李　慧[2]）

3.2.9 "神奇"的阿司匹林要怎么吃才科学?

一个月前,贺老伯因呕血急诊入院,行了经颈内静脉肝内门体分流术未再呕血及黑便,康复出院。贺老伯前两天因再次呕血入院,经过入院检查,发现手术中放的支架又堵住啦,导致了门脉高压,因而再次呕血,经过询问得知,医生给予出院带药中的阿司匹林,老伯根本没有服用。老伯认为手术成功了就不需要服用任何药物了。医生再次叮嘱阿司匹林的重要性,老伯这次引起了重视,每天把阿司匹林放到床头,外出把阿司匹林放到口袋。贺老伯说:"阿司匹林很神奇,有人还说它是万能药呢。"

阿司匹林的"神奇"功效

阿司匹林是最早作为止痛药被广泛应用,后来人们发现阿司匹林可以抑制血小板的聚集,预防血栓形成,现在更多应用于心血管疾病的防与治。

对于血管性疾病,阿司匹林主要以抑制血小板聚集、预防血栓形成为主,心血管疾病,如心绞痛、心肌梗死、短暂性脑缺血发作、急性脑梗死、心房颤动、外周动脉硬化闭塞性疾病、瓣膜性心脏病、冠状动脉旁路移植术及经皮冠脉介入术的患者,预防大手术后深静脉血栓和肺栓塞;降低心血管危险因素者(冠心病家族史、糖尿病、血脂异常、高血压、肥胖、抽烟者、年龄大于 50 岁)心肌梗死发作的风险(图 3-9)。

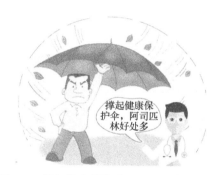

图 3-9 撑起健康保护伞,阿司匹林好处多

"神药"也不能任性服

1. 餐前服用 目前广泛使用的阿司匹林为肠溶片剂型,一般在肠道碱性环境才被消化分解,不会对胃造成损伤,故推荐餐前服用。

2. 合适剂量 目前医学界长期使用的最佳剂量每天 75~100mg 为宜,随着剂量增大,发生消化道出血的可能性会越高,尤其是年纪偏大的患者,服用阿司匹林发生消化道出血的概率明显增加。

3. 漏服不必补服 偶尔一次忘记服用阿司匹林对于抗栓作用影响不大,只需尽量在下一次服药时间服用常规剂量,无需加倍剂量,过量服用其副作用会增加。

4. 不能突然停药　研究发现，长期服用阿司匹林的患者，如因手术、拔牙、出现出血或过敏等原因不遵医嘱突然停药，易在短时间内诱发新的心脑血管疾病，因此需经医生同意方可停药。

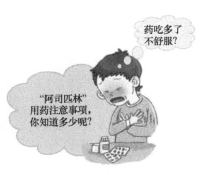

5. 就医时，告知阿司匹林用药史　有利于医生合理用药。

阿司匹林一般用于解热镇痛时剂量很小，很少引起不良反应，但长期大量用药，如治疗心脑血管及外周疾病或风湿热时，则较易出现副作用。血药浓度愈高，副作用愈明显。较常见的副作用有恶心、呕吐、上腹部不适或疼痛等。如有疑问，请及时就医，您记住了吗（图 3-10）？

图 3-10　阿司匹林注意事项，你知多少？

（邓智超）

3.2.10　这些药不能随意停

谢阿姨今年刚满 50 岁，一直自认身体非常棒，这天跳完广场舞突然头晕得厉害，家人送至医院确诊：高血压。住院调整好血压后立即要求出院。回家后，谢阿姨自感身体良好，未经医师同意自行停药。一个月后，谢阿姨再次因高血压住院，入院时血压高达 180mmHg！医生告之：血压太高容易造成脑血管破裂，导致卒中！

其实很多像谢阿姨一样的患者病情稍有好转就自行停药，因为有些人担心长时间的用药可能会导致更多的不良反应；有些人则对自己的身体盲目自信。但是真的是"病好了"就能够不再继续用药了吗？其实对于有些疾病真的是"药不能停"啊！下面列举几种常见的治疗心脑血管疾病方面的药物。

降压药

高血压不能治愈，只能控制。突然停用降压药，会造成血压在短期内重新上升，甚至超过治疗前。血压波动过大对心脑肾靶器官的危害更严重，严重者可导致卒中，轻则致残，重则致死。服用降压药物可能会有一定不良反应，但是相比高血压导致的多器官功能损害，按时服药的获益更大。

降糖药

人们常说糖尿病是富贵病。在血糖控制正常后，特别是平常使用胰岛素治疗的患者，停药后可使血糖浓度急剧上升，酮症酸中毒发作，使病情恶化乃至昏迷甚至死亡。

抗凝药

抗凝药常应用于血管腔内血栓形成的患者，往往出院后还需继续服用一段时期。这类药物常用的有：华法林、利伐沙班、肝素、低分子肝素等。停服可导致血栓再发或加重，但这些药过量服用可引起致命大出血。如同走钢丝一般，要小心翼翼保持平衡，才能平安到达治疗目标。需要服用此类药物时一定不能任性，遵从医嘱才能在钢丝上尽情舞蹈。

抗血小板聚集药物

临床上主要用于预防和治疗因血小板聚集性增高引起的心、脑及外周动脉循环障碍疾病，如下肢动脉硬化闭塞症、脑卒中、心肌梗死等。这类药物常用的有：阿司匹林、氯吡格雷、缓释型双嘧达莫和西洛他唑等。高危人群停服容易导致上述疾病的突发或复发事件。

除了不能任意停药，服药期间还应观察有无异常出血现象：呕血、便血、黑便、牙龈出血、皮下淤血、流鼻血、咯血、月经增多等，抗血小板药物一方面可预防或抵抗血栓形成；另一方面容易造成出血，出现上述症状应及时停药并就诊。

上述列举的这些药物往往需要长期甚至终身服用，合理用药非常重要，停药更不能随意，每天几片药物就能控制住疾病的进展，如果连这都觉得麻烦，恐怕会招致更大的麻烦！

（黄爱珍）

3.3　正确的生活习惯

3.3.1　有高血压还能运动吗？

出租车司机老王最近体检得知自己患上了高血压，从此惶恐不安，平常就不爱运动的他便天天宅在家里，和户外运动彻底的说 bye bye（图 3-11），因为他觉得运动后血压会进一步升高，这多可怕呀！搞不好还有脑出血的危险呢！那有高血压就不能运动了，是不是真的呢？

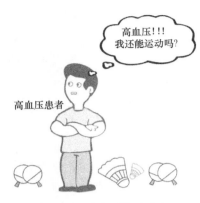

图 3-11 动也不能动吗？

缺乏运动是高血压的温床

其实，缺乏运动反而是高血压的温床，每年出租车司机体检就会冒出一大批高血压患者！

国内外的治疗经验都已肯定，除了药物和饮食，运动是高血压病的有效辅助疗法，长期坚持适度运动，通过全身肌肉运动，可使肌肉血管纤维逐渐增大增粗，冠状动脉的侧支血管增多，血流量增加，管腔增大，管壁弹性增强，这些改变都有利于血压下降。适度运动还能促使血管扩张，血液循环加快，有利于血液中多余胆固醇等物质的清除，使血管保持应有的弹性，因此可有效延缓动脉硬化的发生和发展，防止高血压病的加重。

高血压患者，是不是什么运动都不能做？

生命在于运动。高血压患者是不是运动越多越好呢？

高血压患者最怕刺激，一刺激就血压飙升，而剧烈运动比如爬山、快跑、打网球等，都容易使血压升高，高血压患者要避免做过量的无氧运动，如赛跑、跳高、拔河等，这些运动容易加重高血压患者的心脏负担，容易造成心律失常、心肌梗死，甚至猝死。

哪些运动适合高血压患者（图 3-12）？

1. 有氧运动　人体在氧气充分供应的情况下进行体育锻炼，能锻炼心、肺，使心血管系统能更有效、快速地把氧传输到身体的每一个部位，有氧运动是高血压患者最基本的健身方式，常见运动形式有快走、慢跑、游泳、骑自行车、秧歌舞、广播体操。建议每周至少进行 3～5 次中等强度的有氧运动，每次 30 分钟以上，能够每天坚持更好。

2. 力量练习　力量练习可以增加肌肉量和增加肌肉力量，改善血糖控制，高血压患者可以进行推、拉、拽、举、压等力量动作，每组 10～15 个动作为宜，

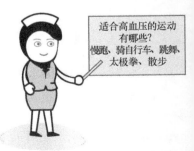

图 3-12 高血压适合的运动

建议每周进行2~3次，两次练习间隔48小时以上，练习时应保持正常呼吸状态，避免憋气。对有"将军肚"或"苹果身材"的人来说，力量练习对燃烧脂肪是很有效果的，也有助于血压的长期控制。但需要注意，力量练习时，血压会根据负重的大小有一定程度的升高。所以，力量训练一定是在血压控制稳定，同时有专业人士指导的情况下进行，避免发生意外。

3. 柔韧性运动　高血压患者每周锻炼2~3次柔韧性，可以改善关节活动度，增加人体的协调性和平衡能力，防止摔倒，特别是平时久坐，容易腰酸背痛的朋友，更要提高身体的柔韧性。拉伸肌肉时，要注意缓慢地伸展，在不感到疼痛的前提下，伸展到最大动作，持续至少15秒，保持自然呼吸，可以把伸展运动作为热身运动，在有氧运动和肌肉训练之前进行，能防止运动损伤。

4. 综合功能练习　高血压患者，特别是老年患者，每周进行太极、瑜伽、乒乓球、羽毛球等综合功能练习可以改善身体功能，提高平衡能力、身体灵敏度和协调性。

5. 生活中的体力运动　适当增加生活中的体力活动有助于血压控制，高血压患者可以适当做些家务、步行购物等活动，使每天的步行总数达到10 000步。

高血压患者，运动要适可而止

凡事都讲个度，避免过犹不及。对于高血压患者而言，运动最重要的是适度（图3-13）。中小强度的运动可以取得降血压的效果，让人轻松、舒适，易承受，也更为安全。如何判断运动强度呢？

1. 客观指标　一般以心率小于"170－年龄"为适中的运动量，例如：60岁老年人运动后的心率不超过（170－60=110）次/分钟。要求在休息后约10分钟内，心率基本能够恢复到正常。

2. 主观感觉　"自觉症状"是另一种判定运动强度的方法。在运动中，心跳和呼吸稍加快、身体微微出汗、微微喘，自我感觉稍微有点累，但是可以承受，运动时可以与人交谈，就表示此次运动强度适度。

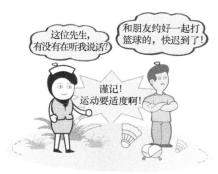

图3-13　运动宜适度，过度亦伤"心"

高血压患者运动要注意哪些事项？

1. 确定自己适合的运动　运动前一定要先了解自己的身体状况，才好 "量体裁衣"，并不是所有高血压朋友都可以随意运动，如有以下情况，需先咨询医生意见：体重超重或肥胖；有心、肺疾病；平时走路时有胸闷、头晕等症状；安静时血压超过 180/110mmHg。

2. 选好运动时间　人的血压在一天中是有一定规律性的，全天有两个高峰，一个出现在清晨，一个出现在下午 15:00～17:00。尤其是早晨，心脑血管疾病发生率特别高，应尽量避免运动，最佳锻炼时间是晚餐后 1～2 小时，饥饿时或饭后 1 小时内不宜运动。

3. 运动前后监测血压　运动前先测量一次血压，避免在血压过高的情况下运动，运动后 1 小时再测量一次，避免运动后血压过度升高。

4. 不舒服及时终止运动　如果运动中感觉胸痛、胸闷、头晕、明显的气喘、心慌、过度疲劳等，都要及时终止运动。

5. 应持之以恒、循序渐进　动作由慢到快，逐渐增加运动量和运动时间。

6. 注意周围环境气候　夏天避免艳阳高照，注意防暑；冬天注意保暖，防卒中。

7. 运动后不应立刻洗热水澡　否则会导致肌肉和皮肤的血管扩张，使流向肌肉和皮肤的血液继续增加，使剩余的血液不足以供应心脏和脑部的需要，一旦引起心脏和脑缺氧，容易诱发心脑血管系统疾病急性发作。因此高血压患者运动后千万不要马上洗热水澡，应先休息片刻，再选择温水淋浴的方法，时间要短，在 5～10 分钟内完成。

（刘智超）

3.3.2　鱼刺卡喉喝醋对不对？

鱼是拥有极高营养价值的一种食物，既营养又美味，深受人们的喜爱。但是，吃鱼也是一件非常麻烦的事，一不小心就把鱼刺卡到喉咙里，非常的难受！

老刘这天就在家庭聚餐时，一不小心就把鱼刺卡在了喉咙里。老刘的女儿在网上立即搜到了一条小妙招，喝醋！可是，老刘足足喝了半瓶醋，折腾了差不多半个多小时，鱼刺不但没有出来，反而喉咙越来越痛并开始呕吐，于是家人急忙把他送到了医院。经检查，一根长三厘米的鱼刺已深深地插入了老刘的咽喉部与食管交界处，医生用专业的工具才把鱼刺取了出来。

相信在生活中很多人都会用喝醋、吃饭团这些没有科学依据的偏方来自救。那么，这些所谓的偏方、小妙招到底怎么不对呢？

醋能溶解鱼刺吗？

有人认为，鱼刺成分是钙，醋能与钙发生化学反应，因此鱼刺遇到醋会软化直至溶解，说的好像也有道理。但是，我们食用的醋有效成分是乙酸，其含量极低，一瓶白醋乙酸的含量为4%～6%，所以用它来软化鱼刺需要漫长的时间和持久的浸泡。当你喝醋时才经过喉咙短短的几秒就进入了胃部，无法在鱼刺滞留的地方停留而达到软化的效果，如果鱼刺刺伤了咽喉部黏膜，醋会刺激伤口，加重疼痛，甚至影响伤口愈合，引起溃疡发生。其次，大口的吞咽会让鱼刺越陷越深，在食管里卡得更深，甚至会进一步下滑，划破食道或主动脉，造成大出血，危及生命。

鱼刺卡喉的正确处理方法（图3-14）

一般而言，鱼刺卡喉最常见的部位：扁桃体处，舌根浅部，喉咙梨状窝处和食管。

（1）停止进食，减少吞咽动作，如果是小孩，安抚情绪，尽量避免其哭闹，以免将鱼刺吸入喉腔或者食管。

（2）张大嘴巴，然后用勺子或筷子压住舌头前2/3处,举起手电筒或小镜子仔细观察整个口咽部，发现鱼刺即可用镊子轻轻夹出。

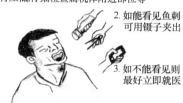

1. 对着灯光或电筒,张大嘴,用小勺将舌背压低,仔细检查扁桃体附近部位等
2. 如能看见鱼刺可用镊子夹出
3. 如不能看见则最好立即就医

图3-14　鱼刺卡喉的急救措施

（3）如果鱼刺刺入软组织不深，低头大弯腰，鼻子深吸气后用力咳嗽或用勺子压舌根诱发呕吐，就可被挤压喷出。

（4）如果以上方法都没有得到解决，说明鱼刺位置较深。这时应及时到医院求助医生的帮忙。

爱吃鱼的朋友们，吃鱼的时候千万别看电视、聊天，要集中注意力，精心挑刺，细嚼慢咽，如果不小心被鱼刺卡住了，千万不要惊慌，保持冷静，可用以上方法进行自救，如果通过以上方法没有得到解决，或者鱼刺比较大而且位置比较深，千万不要自己处理，以免发生刺破主动脉的危险，应该尽快去医院（图3-15），通过专业的医生及专业的设备顺

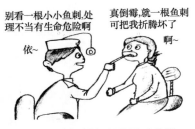

图 3-15 鱼刺卡喉需及时就医

别看一根小小鱼刺处理不当有生命危险啊

依~

真倒霉，就一根鱼刺可把我折腾坏了啊~

利取出鱼刺，以减少痛苦，并防止受到进一步的伤害。

（谭胜兰）

3.3.3 您会剪脚趾甲吗？

剪趾甲？很多人以为是一件很容易的事情，却忽略这件"小事"的重要性。这不，刘大爷就因为剪趾甲不慎，来到了医院。

原来，76 岁的刘大爷是一位有着 20 多年糖尿病的老"糖友"。由于年纪大眼睛看不清楚，10 天前剪脚趾甲时，不慎剪破了大踇趾的皮肤，出了点血（图 3-16）。

当时刘大爷没当回事，按压了一会，抹了点抗感染的药膏就没再管它。可 10 天过去了，刘大爷脚上的伤口不仅没有愈合，反而出现流脓并伴有恶臭，大脚趾也逐渐变黑了。不得已，刘大爷在女儿的陪伴下到医院外科门诊就诊。

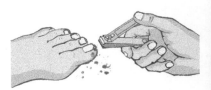

图 3-16 不慎剪破大踇趾

医生一看，刘大爷的脚趾已经溃烂，并散发恶臭，大脚趾顶端也开始变黑了。了解病史后，医生介绍刘大爷去介入科就诊。经检查，刘大爷患肢膝的关节以下的血管完全堵住了。介入科的医生通过微创手术为刘大爷开通下肢血管，并给予脚部的伤口换药和规范控制血糖等处理。经过二十多天的治疗，刘大爷终于康复出院。

介入科的医生告诉刘大爷和他的女儿，临床工作中，常会遇到这样因小小指（趾）甲破口而丢掉小臂或小腿的"糖人"——受伤后通常不易察觉或不够重视，引发感染、溃烂甚至坏死，不得不面临截肢的痛苦。

可能大家就会有疑惑，剪个脚趾甲怎么可能发生这样严重的后果？没错，对于正常人来说，一般不会出现，可如果是糖尿病患者，则情况就大不一样。

为什么糖尿病患者剪脚趾甲不慎容易发生破损、感染甚至截肢？

首先，与趾甲局部的原因有关。和正常人比，糖尿病足患者的趾甲可能产生部分病理性改变，如趾甲构造的特殊，多见趾甲增厚，此时如果鞋对趾甲带来压迫也可引发甲下出血，促使溃疡形成。在有缺血和神经病变的患者中也可发生趾甲萎缩。当甲板过宽且薄时会引起趾甲向内生长，构成"嵌甲"（也就是甲板的侧缘长入附近的软组织内，像异物似地插入甲沟而引起疼痛的一种甲病），对趾甲边缘造成压迫，易形成甲沟炎。

其次，与糖尿病患者体内的高血糖状态有关。糖尿病患者由于血糖较高，在创伤部位高血糖的状态会让伤口很难愈合。长时间得不到治疗，即使是再小的伤口，在高糖的环境下都会滋生各种病菌带来感染。这也是致命的因素。另外，高血糖还会对患者的血管带来一定的损伤，很容易出现动脉血管闭塞，下肢供血就会出现问题。出现伤口时，营养不能及时有效的运送到远端，控制感染的药物同样也不能到达足部的创口处，这样就容易加重病情。

另外，还与糖尿病造成的周围神经病变有关。糖尿病患者足部末梢神经相对正常人来说反应比较迟钝，所以受伤后很难察觉，导致伤口得不到及时处理，容易产生感染，乃至溃烂而引起糖尿病足。

因此，临床上很多糖尿病患者因起初的一个足部小破口未及时治疗而导致截肢或截趾的情况时有发生。对于非糖尿病患者来说，不正确地修剪脚趾甲，也容易造成局部损伤甚至形成"嵌甲"，所以，正确修剪脚趾甲就显得尤为重要。

怎样正确修剪趾甲？

了解如何清洁、修剪脚趾甲无论对糖尿病患者还是其他人都至关重要。可按照如下的方法进行（图3-17～图3-19）。

（1）首先，环境要宽敞、明亮，光线充足。如果年龄较大、视力较差，自觉不便或没有把握时，要请家人协助修剪。

（2）剪趾甲前可先用37℃的热水泡脚20分钟，以软化趾甲。注意水温不可过热，糖尿病患者泡脚时间不可过长。泡脚后要擦干双脚，尤其要擦干脚趾缝。

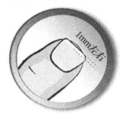

图3-17 正确修剪脚趾甲的方法

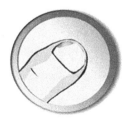

图3-18 不正确的修剪易导致甲沟炎，引发红肿、疼痛、发炎甚至化脓

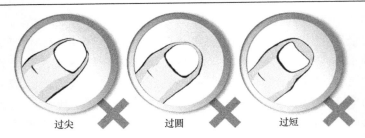

图 3-19　错误修剪脚趾甲的方法

（3）先将脚趾甲剪平，然后用趾甲刀上的挫将趾甲两边挫顿，以防形成毛刺，将脚部划伤。

（4）不要将趾甲的边缘修剪成圆形或弧形。许多人喜欢把趾甲修得很圆，如果趾甲长度不足，往往会修到趾甲的两侧。这时候趾甲和侧面的甲皱（也就是趾甲旁边的侧肉）会产生空隙，趾甲的母细胞侦测到这种讯息，下次趾甲会往侧边再生长多一点，而形成嵌甲症，引起严重的疼痛反应。想避免嵌甲症，拔趾甲不是一劳永逸的方法，先从正确剪趾甲开始。

（5）趾甲不要剪得过短，也不宜留得过长，应该超过趾腹末端 1mm，对足趾有一定的保护作用。剪得过短容易受伤，或者形成趾甲嵌顿而发生甲沟炎。留太长的趾甲，趾甲往往容易不知不觉的勾绊到东西，而造成趾甲和甲床之间产生受伤、分离。

（6）除了掌握正确的修剪趾甲方法外，还要注意不要过于频繁的修剪脚趾甲。根据具体情况，一般应每周剪一次趾甲。

（7）避免自行修剪胼胝或用化学制剂来处理胼胝或趾甲。不要到公共浴室修脚，以免感染脚部疾患。

（8）尽量用指甲钳修剪，不要自己用大剪刀剪脚趾甲。如果足趾甲太厚不易修剪，可泡软后请家人帮助。

剪脚趾甲时一旦发生破损怎么办？

一旦发生破损，伤口处理一定要及时。正确的处理方法是：用清水或淡盐水清洗后轻轻拭干；用酒精消毒后，医用纱布覆盖；每天更换伤口处的纱布。如果伤口在 1～2 天内没有好转迹象或局部出现红、肿、热等现象，即使感觉不到任何疼痛，实际上已经发生了感染，应立即去医院找医生协助处理。

（刘雪莲）

3.3.4 吸烟对血管的危害

60 多岁的李先生现在的心情就如《伤害》这首歌："你在我身上残留的香味，让失控的双脚也臣服你的美"。因为医生告诉他，必须截肢，否则性命难保！原来，李先生右腿疼痛多年，去年右脚 4 个脚趾都发紫变色了才去看病，在医院确诊为下肢动脉硬化闭塞症，做了介入手术治疗后腿痛症状才有所改善。医生一再告诫他不能吸烟，但有着 40 多年烟龄的李先生怎能抵住香烟的诱惑？忘记了医生的嘱咐，躲过家人的监管，又偷偷吸上了烟。这下，脚又痛起来了，脚趾颜色更深了（图 3-20）……

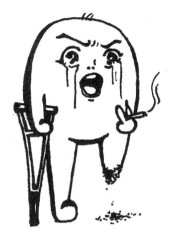

图 3-20 抽的是烟，烧的是腿

吸烟与截肢有啥关系？

说到抽烟，大家只会想到伤害肺，怎么也不会想到伤腿，更不会想到截肢。腿可能要对肺唱首《万万没想到》，告诉它："万万没想到，腿就不见了"！那么有哪些没想到呢？

香烟燃烧产生的一氧化碳使血液中的氧气含量减少，一些有害物质，也可以进入血液，并进入血管壁，对血管内皮造成严重的损伤，血液中的脂肪成分、血小板在受损部位沉积，就会形成斑块，造成动脉管腔狭窄，形成动脉闭塞。吸烟已明确成为引起下肢动脉硬化闭塞症的重要诱发因素之一。

下肢动脉闭塞形成后，患者会出现下肢及脚部发凉，怕冷，麻木，行走时疼痛，临床上称之为"间歇性跛行"，随着病情的进展，将会出现哪怕不行走或休息时都感觉下肢疼痛，甚至彻夜难眠，抱膝而坐（图 3-21）。如果这时还没得到有效治疗，动脉血管还没得到疏通，病情进一

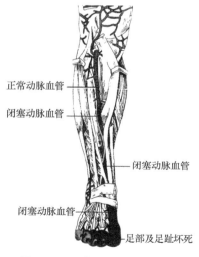

正常动脉血管

闭塞动脉血管

闭塞动脉血管

闭塞动脉血管

足部及足趾坏死

图 3-21 近朱者赤，近烟者黑

步恶化，最终导致足部从足趾开始逐渐发黑坏死，最终不得不面临截肢。

李先生唱着："为什么受伤的总是我！"受伤真的只是他吗？其实，吸烟不仅伤害到的是他自己，也会伤害到与他接触的人，尤其是孕妇和小孩，间接造成他们吸二手烟。

如何彻底戒烟？

（1）戒烟行动立马开始，靠自己的毅力完全戒烟或逐渐减少吸烟次数。

（2）在戒烟前1天扔掉吸烟用具，如打火机、烟灰缸、香烟等来减少烟草带来的刺激。

（3）在平时经常吸烟的地方和场所张贴警示标识。经常提醒自己，再次吸烟，哪怕是半支，也足以令戒烟前功尽弃。

（4）餐后喝水、吃水果或散步，摆脱饭后一支烟的想法。

（5）烟瘾来时，可以即刻做深呼吸活动或咀嚼无糖分的口香糖，避免用零食代替香烟，否则容易引起血糖升高，导致身体肥胖。

（6）告诉他人，你已经戒烟，不要给你递烟，也不要在你面前吸烟。

（7）写下你认为的戒烟理由，如为了自己的健康、为家人着想、为省钱等，随身携带，当你烟瘾犯了时可以拿出来告诫自己。

（8）制订戒烟计划，做到每天减少吸烟的数量，直至完全戒烟。

（9）适当的体育活动，如游泳、跑步、钓鱼等来缓解精神紧张和压力，避免再次吸烟。

（10）当你有吸烟的冲动时，可以用喝水来控制，或者用鱼腥草泡茶喝，这样对戒烟也有不错的效果。

（11）当你真的觉得戒烟很困难时，可以找戒烟门诊咨询一下，寻求专业医师的帮助，取得家人和朋友的支持，对于成功戒烟也至关重要。

总之：为了您的双腿和您下半生的幸福，请君尽早戒烟，提倡健康生活方式，幸福快乐人生！

（谢　鑫）

3.3.5　少玩手机，拒绝手机依赖

30岁的王先生工作繁忙，工作压力非常大，上厕所的时候就成为他"放松"的私人时间，他常常一上厕所就是半小时，边刷朋友圈边排便，一刷就停不下来。最近，他发现自己排便没有规律，时间紊乱，并总感到有异物感等不舒适的感觉。这两天，他的大便都混有新鲜的血液，排

便时还伴有剧烈疼痛，严重影响到他的正常生活。他来到了医院就诊并找到症结所在——血栓性外痔（痔疮的一种）。医生告诉他，如厕时玩手机，分散了注意力，人为地延长排便时间，很容易导致肛周血管长时间受到挤压，出现血液淤积，久而久之就诱发产生痔疮。

久坐马桶刷朋友圈的后果，不仅仅是痔疮

除了会诱发便秘和痔疮，久坐还可能诱发或加重以下病症：

1. 影响血液循环　久蹲和久坐可导致下肢血管受到压迫，肢体供氧、供血不足，出现麻木、循环受阻现象，或影响下肢静脉血液回流，加重下肢静脉曲张的可能。另外，如厕后立即起身，滞留在下肢血管的血液不能立即有效返回到心脏，可导致头部血液不足，引起头晕甚至晕厥现象。

2. 便秘　长期携带手机如厕，会出现没有手机则无法排便现象。另外，携带手机如厕，注意力高度集中在手机上，引起便意消失，这些心理因素都会导致便秘的出现。手机依赖症就属于心理疾病，特别容易发生在孤僻、自卑和缺乏自信心的人群身上，而且一些人通过如厕玩手机来排解压力，出现不拿手机心里不踏实现象。

3. 颈椎病　人体的颈椎由于生理需求会呈现一定的弯曲弧度，而上厕所玩手机，颈椎长时间保持一个不当的姿势，导致正常的弯曲弧度消失，而影响颈椎的健康，出现头痛、脖子疼、肩颈肌肉僵硬等问题。

4. 增加关节的负担　久坐使膝关节长期处于弯曲状态，长时间保持坐姿，会引起肌无力，导致膝盖骨压力过大，引发膝关节炎。

为了健康放弃手机依赖

手机从 10 多年前起已经悄悄地演变为现代年轻人的必需品，人们对手机的依赖引起了手机依赖症。手机捆绑了现代人，对人身心造成了很多危害。

为了健康，人们需要自觉减轻对手机的依赖，另外，不要久坐、久站，少熬夜，多休息。

（刘佩莹　吴丽君）

3.3.6　高跟鞋，想说爱你不容易

英语教师小张老师是位爱美的女性，喜欢穿各种各样的高跟鞋。可是就在一年前，小张老师出现长时间站立之后感到小腿沉重，酸酸胀胀的，站起来没有力气，尤其穿高跟鞋的时候特别明显。几个星期前，小张老师感觉小腿的沉重感加重，并发现小腿上还长出了"小蚯蚓"。这可把爱美的小张老师急坏了。

去到医院，医生告诉她这是下肢静脉曲张，老百姓俗称"炸筋腿"，也就是说她下肢血管的"门"没关全，导致原本应该回流心脏的血"倒流"了。经过微创手术治疗，张老师顺利出院。护士给小张老师讲解注意事项时，特别叮嘱她，"以后尽量少穿高跟鞋"。

穿高跟鞋对下肢血管的危害

最常见的危害是下肢静脉曲张。国外的专家专门做过这方面的实验，血管外科金牌杂志 *Journal of Vascular Surgery*（《血管外科学杂志》）上发表过研究结果显示：穿高跟鞋会减弱静脉回流功能，并导致静脉淤血状态，严重的会引起静脉曲张。

高跟鞋随着跟高的增加，踝部活动受到限制，脚始终处于"踮脚"的状态，会让我们的小腿肌肉更加收缩，同时也限制了肌肉舒张，小腿肌肉泵收缩舒张能力受影响，再加上长期踮脚站立的重力作用，使下肢静脉瓣膜泵血功能减弱，下肢静脉回流的血流量减少，静脉血液就会残留在下肢静脉里，甚至破坏静脉瓣膜引起血液倒流，造成静脉瘀血，进而产生静脉曲张。

除此之外，穿高跟鞋的其他危害包括脚部皮肤破损、变形、跖骨关节疼痛、腰背痛等；还有踝关节和膝关节的损伤、腰椎和颈椎受损、尿失禁和性冷淡等伤害。

穿高跟鞋要注意什么？

（1）对于很多女性来说，因为工作需要，不得不穿上高跟鞋。研究显示：3.5 厘米的鞋跟，危害要小很多，尽量选择跟高在 3 厘米左右的高跟鞋，优先选择无系踝的高跟鞋。长时间需要穿高跟鞋的，在休息时可以多翘翘脚尖，可以促进静脉血液往心脏回流，起到预防静脉曲张作用。

（2）女性朋友平日最好穿舒适松软的平跟鞋，即使是工作需要也要选择鞋跟不太高的高跟鞋，穿高跟鞋每天不应超过 8 小时，回家后立即换上舒适的平底鞋，缓解腿部疲劳。休息时可平躺，并将双脚抬高超过心脏水平 10～20 厘米，或小腿垫个柔软的枕头，做足部背屈动作 20～30 次，这样可有效帮助下肢静脉血液回流。

（3）长期从事重体力劳动、长期穿高跟鞋及长期站立的人（如教师、警察、护士、外科医生等），最好穿弹力袜套，使静脉处于压迫状态。妇女经期和孕期要多休息，经常按摩小腿，帮助血液循环。医用弹力袜是预防、治疗下肢静脉曲张的有效方法。弹力袜有特殊的压力梯度，其外部的压力可以部分抵消静脉压力增高，促使静脉血液回流心脏，防止下肢静脉瘀血，确保下肢静脉血液的良好循环，使患肢沉重、腿部肿胀、疼痛等症状很快消失。

（4）热水泡脚和抬高下肢都能促进下肢血液回流。

（5）抛弃不良生活习惯：跷二郎腿、膝下垫枕、长时间采取坐位下蹲等。

（6）养成良好生活习惯：保持大便通畅，大便时尽量应用坐式冲水马桶。

（刘佩莹　陈子玲）

3.4　血管疾病的康复锻炼

3.4.1　得了血管病，体位要注意

一提到 30 度，大部分人都会想到气温。然而，在医学领域里，30 度（角度）也扮演着重要的角色，比如体位摆放。

这不，今天在病房里为了这个体位刘奶奶差点跟我们急了，究竟是怎么一回事？原来，73 岁的刘奶奶因长期做重体力活，结果"蚯蚓腿"——静脉曲张找上了她。虽然是高龄年纪，刘奶奶却总是闲不住，结果腿上的血管越来越弯曲，现在只要一干活，腿就痛得厉害，不得已家人只好带她去医院做手术治疗，今天是术后第一天，从手术室回来，护士就给她拿了下肢抬高垫让她把腿垫起来，并跟她讲述了抬高的重要性。一小时后护士查房发现，刘奶奶并没有把腿放在脚垫上。护士要求刘奶奶把脚垫起来，并跟她反复解释为什么要垫高脚。这下刘奶奶着急了：我都活了近百岁，平常习惯平躺睡觉，你们突然要我把脚垫这么高，我这觉也睡不好，腰也难受，死活不肯垫。最后，医生护士轮番解释她才勉强答应。

什么是体位？

体位是指人的身体所保持的姿势或某种位置。在临床上通常是指患者根据治疗、护理以及康复的需要所采取的并能保持的身体姿势和位置。

血管疾病的相关体位有哪些？

下肢静脉曲张及深静脉血栓的患者：因受重力的作用，人体血液会向下沉积，而下肢的位置比较低，下肢的静脉血要向上回流到下腔静脉，当下肢静脉曲张及有血栓形成时，血流就会不太通畅，回流受阻，抬高下肢 20°～30° 有利于血液的回流，减轻症状。

脑血管出血性疾病患者：头部垫高 30°，以免脑充血。颅压增高引起头痛者，应采取头高位，有利于颅内静脉回流，使脑脊液产生减少，

颅压降低，减轻头痛。

呕血患者：上消化道出血患者，会有反复呕血症状，发生呕血时，可将头部稍抬高，头偏向一侧，以防窒息。

心衰患者：急性左心衰应立即取坐位或半卧位，让患者两腿下垂以减少静脉回流。

休克患者：一般采取头抬高 10°～20°，下肢抬高 20°～30°的体位，可增加回心静脉血量和减轻呼吸负担，对改善呼吸和静脉的回流有帮助。

（袁　静）

3.4.2　关节活动康复要循序渐进

近日，一早来到科室上班就能看到 09 床的刘爷爷总是在病床把手高高举起，隔壁的病友以为老人家是在练太极，其实，刘爷爷这是在做康复锻炼！

原来，刘爷爷半个月前清晨一觉醒来，却发现自己右侧肢体无法动弹，言语不利，交流困难，口角歪斜，家属立马将他送到医院，行头部磁共振检查后医生确诊为脑梗死。医生立马启动了脑卒中绿色通道，完善相关检查后，立即给刘爷爷实行了血管内溶栓治疗，经过两天的溶栓治疗，刘爷爷的右侧肢体竟然奇迹般地能动了，还可以说话了。这下家属悬着的心总算放下了一半。手术已经顺利完成，家属又担心刘爷爷的右手还能不能跟以往一样活动自如？于是术后第二天就急着找医生请教康复治疗。

康复锻炼的时机

有研究报道，脑梗死患者只要神智清楚，生命体征平稳，病情不再发展，48 小时后即可进行康复锻炼。国外学者将脑卒中发病 72 小时与 4～15 天才开始康复锻炼的结果比较，发现早期康复锻炼者住院时间缩短，独立行走步数增多。

康复工作如何进行？

首先，让我们先了解什么是关节活动度锻炼。

关节活动度锻炼是一种恢复或增大关节活动范围、提高肢体运动能力的康复性训练，通过对关节活动度的训练，减轻或消除关节僵硬或肌肉萎缩，达到恢复关节的灵活性和力量，改善患者生活质量和工作能力。因此，做好关节活动度锻炼是康复训练的前提。

康复训练分三个阶段进行：

1. 第一阶段：功能恢复 为促进患者功能恢复，可以教患者用健侧手带动活动不灵便的手，先从最简单的动作开始，如抓、握东西，举手，向上、向下、向左、向右摆动患肢，同时注意身体其他各关节的活动，避免废用性萎缩或者功能丧失。每次训练 30 分钟，上午及下午各一次。

2. 第二阶段：逐渐开步走路 在上述阶段基本巩固后，可常做些扶物站立，身体向左右两侧活动，下蹲等活动；还可在原地踏步，轮流抬两腿，扶住桌沿、床沿等向左右侧方移动步行，一手扶人一手持拐杖向前步行。锻炼时，应有意使患肢负重，但要注意活动量应逐渐增加，不宜过度疲劳。

3. 第三阶段：加强功能锻炼，达到生活自理 在能自己行走后，可以逐渐做跨步动作，如跨门槛、上下楼梯等运动。对上肢的锻炼，主要是训练两手的灵活性和协调性，如梳头、穿衣、洗脸、解纽扣、写字、打算盘等活动，以逐渐达到生活自理。在进行功能性康复锻炼的同时还应坚持药物防治，并配合针灸、按摩等。

最后，在做好康复锻炼的同时，患者应树立康复信心，陪护家属要有耐心和恒心，切不可操之过急或厌烦灰心，半途而废。只要坚持，大多数缺血性脑卒中患者是能收到理想效果的。

（袁 静）

3.4.3 能"养生"的呼吸方法

有人会问，什么呼吸方法还能养生吗？是的，就是腹式呼吸了！人一出生就会呼吸了，是所有人不学就会的事，是身体吸入氧、呼出二氧化碳的过程。但您知道腹式呼吸吗？专家提示，科学的腹式呼吸有利于呼吸疾病患者的康复，同时对于血管疾病患者的康复锻炼也很重要。

什么是腹式呼吸？

腹式呼吸是中国传统养生学中常用的呼吸训练方法，是指吸气时让腹部凸起，就像气球一样吹起来，吐气时压缩腹部使之凹入，气球瘪了样。腹部起伏进行深、缓有规律的呼吸运动，达到自我身心调节的目的。

该怎么做腹式呼吸呢？

正确的腹式呼吸法为：开始吸气时全身用力，此时肺部及腹部会充满空气而鼓起，但还不能停止，仍然要使尽力气来持续吸气，不管有没有吸进空气，只管吸气再吸气。然后屏住气息 4 秒，此时身体会感到紧张，接着利用

8 秒的时间缓缓地将气吐出。吐气时宜慢而长，且不要中断。腹式呼吸没有场地限制，不用工具，不用任何花费，不需要特别用力，就用一般的呼吸力气。腹式呼吸（图 3-22）虽然称作腹式，但可不是把肚子撑大缩小就好，腹式呼吸时腹部的起伏只是横膈膜引入与吐出空气造成的结果（图 3-23）。

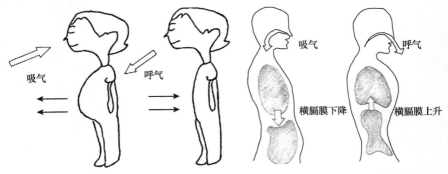

图 3-22　腹式呼吸　　　　图 3-23　腹式呼吸时横膈膜的变化

做腹式呼吸时具体需要注意把握以下几点：

（1）呼吸要深长而缓慢。

（2）用鼻呼吸而不用口。

（3）一呼一吸掌握在 15 秒左右。即深吸气（鼓起肚子）3～5 秒，屏息 1 秒，然后慢呼气（回缩肚子）3～5 秒，屏息 1 秒。

（4）如身体可以耐受，屏息时间可延长，呼吸节奏尽量放慢加深。身体比较虚弱时，可以不屏息，但要吸足气。每天练习 1～2 次。每次锻炼 5～15 分钟，约做 60 次，尽量坚持每天能做到 30 分钟，约做 120 次。

（5）坐式、卧式、走式、跑式皆可，练到微热微汗即可。呼吸过程中如有口津溢出，可徐徐下咽。

腹式呼吸的优点有哪些？

（1）扩大肺活量，改善心肺功能。能使胸廓得到最大限度的扩张，使肺下部的肺泡得以伸缩，就好比吹泡泡一样，吹进去的空气越多，泡泡越大，但是这个肺泡是不用担心会破的。让更多的氧气进入肺部，改善心肺功能。减少肺部感染，尤其是减少患肺炎的概率。

（2）腹式呼吸时，腹壁的上下运动加大按摩腹内脏器的力度，使胃肠蠕动增强，排空加快，使纳食增加，大便通畅，提高消化系统的功能；可以减慢心率，缓和情绪。促进消化腺的分泌，促进大小便的排出，保持身体的能量。

（3）可以改善腹部脏器的功能。它能改善脾胃功能，有利于舒肝利胆，促进胆汁分泌。腹式呼吸可以通过降腹压而降血压，对高血压患者很有好处。

（4）对安神益智有好处。腹式呼吸锻炼能够有效提高心脏术后老年患者睡眠质量，能够缓解紧张焦虑的情绪，提高术后的生活质量。

（徐　珊）

3.4.4　提高生活自理能力的康复锻炼

每天上午买菜做饭，下午唱歌打牌，周末还要把家里洗刷刷一遍的李大爷生活得很规律，但突然半个月前因脑出血住院了，这命是救回来了，但又新发脑梗死偏瘫了，老伴可担心了："老头子这可咋办啊？我年纪一大把，照顾自己都心有余力不足，这得给儿女增添多少负担啊！"

很明显，老伴是希望李大爷能自己照顾自己，日常生活能自理就行了。那么，日常自理能力是什么？包括哪些呢？用通俗的话说，就是包括吃、喝、拉、撒、行等自理能力。临床上常用的 Barthel 自理能力评定量表对此进行了总结，其主要内容包括：进食、洗澡、修饰、穿衣、控制大便、控制小便、如厕、床椅转移、平地行走、上下楼梯。

医生建议李大爷回家后，如何进行康复锻炼呢？

医生说，想锻炼日常自理能力就得让自己有力气啊！肌肉发达了，力气自然来，因此肯定离不开运动锻炼，到底如何运动呢？根据患者的需求，选择锻炼不同的部位，其运动也可以多样化。在此，我们分部位介绍。

1. 手臂　手臂的锻炼包括手指、手腕、手肘的屈曲、伸展和环绕。如不能独立完成，陪伴人员可以帮助完成，还可辅以按摩或针灸。

2. 肩膀和颈部

（1）肩膀的锻炼（表 3-3）是根据三个平面描述的，正平面：将身体分成前后两个部分，径向面：将身体分成左右两个部分，横断面：将身体分成上、下两个部分。

表 3-3　肩膀的动作

平面	动作	描述
正平面	弯曲	手臂举向身前
	伸展	手臂摆向身后

续表

平面	动作	描述
径向面	外展	手臂向身体外侧抬高
	内收	手臂放回体侧
横断面	内旋	手臂朝人体中线（朝内）旋转
	外旋	手臂远离人体中线（朝外）旋转
	水平内收	手臂向身体外侧抬起，然后水平地向人体中线移动
	水平外展	手臂在身体前面举起，然后水平地向身体侧面移动
多维	环行	保持手臂与地面平行，然后绕大圈甩臂

（2）颈部的动作包括：弯曲（下巴向下移动）和伸展（下巴向上移动）、侧屈（头向一边肩膀倾斜）和旋转（转头）。这些动作都是圆弧运动。进一步，可头对头顶球，使用各种颈部器械来训练弯曲和伸展运动。

3. 臀部　臀部的基本运动为屈伸运动。屈膝并将腿抬高至躯干，为臀部伸展；腿向身后抬高，为臀部收缩。

4. 腹部　①锻炼腹式呼吸（采取仰卧位，全身尽量放松，双手重叠于小腹，吸气时腹部鼓起，呼气时肚子凹下），具体可参见本书3.4.3腹式呼吸；②躺在床上或地面上弯曲臀部和膝盖，并抬起，将膝盖拉向头部，再慢慢回到起始位置；③躺在床上，双腿交替来回运动，就像踩单车；④仰卧起坐。

5. 腿部　腿部的主要动作包括：屈曲（向前摆动大腿）、伸展（向后摆动大腿）、外展（向身体外侧移动腿部）、并拢（摆动大腿，使其从身体外侧回到中线位置）、内旋（向身体的中线方向旋转大腿）、外旋（向远离身体中线方向旋转大腿）、环绕（摆动腿部，做圆周运动）。关于小腿的锻炼，可以俯卧小腿屈伸、脚尖站立、拉绳后踢、行走、单腿或双腿深蹲、跳跃、走楼梯。

以上各部位所有的动作均可根据自身的舒适度、耐受程度，采取仰卧、俯卧、坐位或站立的姿势，并可慢慢增加负重。力量的锻炼应该循序渐进，后期恢复可以用弹力带、哑铃等各种器械辅助。这些骨骼、肌肉及韧带的锻炼对患者的生活自理能力均有一定的帮助。

6. 肛门运动　肛门运动对于大小便失禁患者的康复锻炼尤为重要，包括肛门会阴部活动及以提肛为主配合躯干和肢体活动，具体方法介绍如下：

（1）括约肌收缩法：采取坐位，有意识地收缩尿道、阴道、直肠括约肌（肛门），然后放松。如此反复50～100次，每日2～3遍。

（2）排尿止尿法：在排尿过程中，有意识地收缩会阴部，中止排尿，然后放松会阴部肌肉，继续排尿。如此反复，直至将尿排空，每日2～3次。

（3）床上训练法：仰卧床上，以头部和两足跟作为支点，抬高臀部，同时收缩会阴部肌肉，然后放下臀部，放松阴部肌肉。如此反复20次，每日早晚各1遍。此运动可以增强腰、腹、臀、腿及盆腔肌肉，提高这些部位的肌肉及会阴部括约肌的功能。

（4）夹腿提肛：仰卧，双腿交叉，臀部及大腿用力夹紧，肛门逐渐用力上提，持续5秒钟左右，还原，可逐渐延长提肛的时间。重复10～20次，每日2～3遍。

（5）仰卧屈腿挺身：仰卧屈膝，两足跟尽量靠近臀部，两臂平放体侧，以脚掌和肩部作支点，骨盆抬高，同时收缩肛门，持续5秒钟左右，还原。重复5～10次，每日2～3遍。

（6）坐立提肛：先坐在床边，双足交叉，然后双手叉腰并起立，同时肛门收缩上提，持续5秒钟，再放松坐下。重复10～15次，每日2～3遍。

（7）踮足收肛：采取站立位，双手叉腰，两脚交叉，踮起足尖，同时肛门上提，持续5秒钟，还原。重复10～15次，每日2～3遍。

以上介绍的几种方法，可根据个人的实际情况，选择做1～3种即可，不必都做。

另外，还有一些全身运动及肛门局部物理疗法，也能增强肛门括约肌的功能。全身运动如跑步或游泳，促使呼吸加快，吸气时肛门上升，呼气时肛门下降，一升一降必然带动肛门肌肉运动。利用一些物理疗法，如冷水、热水坐浴，通过冷热刺激，促使肛门直肠部肌肉收缩，可达到肛门运动的目的；如再加上坐浴时在肛周及骶尾下方长强穴做按摩，更能加强肛门括约肌的运动。

此外，对于下肢动脉闭塞性血管疾病的特殊康复运动，请参考本书3.4.5小节"改善下肢动脉血液循环的锻炼方法"。

（龙璇毅　莫　伟）

3.4.5　改善下肢动脉血液循环的锻炼方法

患有糖尿病、高血脂、高血压十多年的李大爷，因为赤脚穿露趾凉鞋，走路时脚不小心被路上的小石子刮破了脚，在家用络合碘消毒液自行处理伤口，五六天了都不见好转，伤口还越来越严重，脚也越来越凉、越来越痛，路都不能走了，来到医院门诊处理伤口。医生说一个小小的伤口居然久治不愈，还出现了这么多问题，这里面肯定有大问题！李大爷一听急了，通过医生询问病史和体查，结合 CT 才发现，原来是下肢的动脉粥样硬化闭塞了，下肢动脉血液不足，造成下肢缺少营养，伤口就长不好，如果不治疗，伤口感染愈发严重，有可能还面临截肢，甚至最后感染不可控制危及生命！经过一段时间的住院治疗，李大爷病情好转出院了，但是走路还是一瘸一拐，李大爷很担心，医生告诉他这个疾病不是一两天就得上的，所以也不是一两天就能完全恢复，要慢慢来！李大爷出院后，应该进行哪种运动来恢复行走能力呢？我们推荐简单易行的勃格（Burger）运动。

Burger 运动的目的和原理是什么？

Burger 运动，是一种改善下肢动脉血液循环的运动方式，它的原理是利用下肢位置的改变，导致重力改变，重力改变可以帮助血管进行排空和充盈，促进血液流动，改善血管平滑肌功能，从而增强患者的自主运动能力。Burger 运动相对于手术和抗感染治疗，具有简单易行的特点，作为外周血管疾病的一种保守治疗方法，而且它具有低成本、低风险的优点，大多数患者在接受简单宣教后，可以自行在家中进行。

Burger 运动是怎么做的？

Burger 运动主要包括足部的屈曲、伸展和踝关节的环转（图 3-24）。下面介绍自我步骤：

第一步：平躺，把脚抬高 45°～90°，可放在软垫椅子、木板或健身球上，保持此位置，直至皮肤苍白，此过程一般需要 2～3 分钟；

第二步：将腿和足下垂，双脚进行背屈、跖屈、旋前旋后并绕圈、脚趾伸屈运动，直至皮肤恢复红润，此过程一般需要 5～10 分钟；

第三步：平躺，在双腿上盖上毛毯以保暖，保持 3～10 分钟，并进行 1 分钟的主动肌肉收缩（背屈、跖屈、旋前旋后并绕圈、脚趾伸屈运动）。

可根据患者的耐受能力和皮肤颜色变化的速度，来调整以上三个步骤所需的时间长短。重复 3～6 次为一个循环，每天进行 2～4 个循环，坚持数天后，患者的下肢运动功能可得到明显的改善。

Burger 运动适用于哪些疾病呢？

主要适用于下肢动脉疾病，包括下肢动脉硬化闭塞症、下肢动脉栓塞、血栓闭塞性脉管炎、糖尿病周围血管病变等。

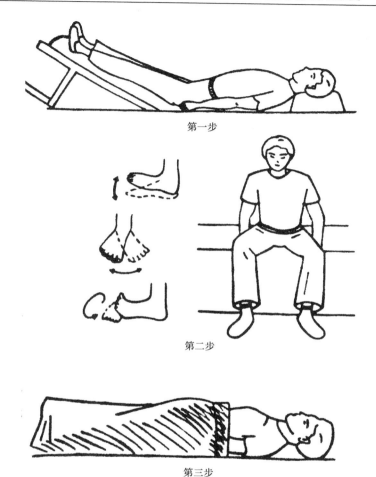

第一步

第二步

第三步

图 3-24 Burger 运动

李大爷出院回家后，信心满满，遵循医护人员的指导，从低盐低脂饮食、远离香烟做起，每天坚持 Burger 运动，保护双脚的皮肤，做点家务、散下步，活动量以自己能够耐受为限，循序渐进，放松心态，并监测血糖、血压、血脂，将它们控制在基本正常和稳定的状态。一个月后，李大爷又恢复到能正常买菜、上下楼梯的状态了。

（龙璇毅 莫 伟）

3.4.6　步行锻炼也有讲究

陈先生，60 岁，退休在家，平日就爱打打麻将消磨时光，这种长期久坐不动的生活方式，让陈先生感觉自己身上的"游泳圈"越来越明显，而且全身肌肉酸痛、脖子僵硬、头痛头晕，颈腰椎疾病也越来越严重。于是，他下定决心给自己定下运动目标，日复一日，风雨无阻，坚持一段时间后，他感觉吃饭香了、睡眠好了，做事更有劲了。

你知道步行锻炼吗？

"步行锻炼"顾名思义就是步行健身锻炼。如果你没有充足的时间进行锻炼，你该怎么办——步行！"动则有益，多动更好"，步行是保持健康的最好方式。

步行锻炼好处多

民间有几句老话："百练走为先""饭后百步走，活到九十九"。可见，步行的好处很多，可以活动筋骨，使淤滞的脉络畅通，四肢健壮。长期坚持步行锻炼，可以改善血液循环，打开经络，增强心肺肾功能，提高夜间睡眠质量，益于大脑健康，增加记忆力等。

步行的小学问

健步走有这么多好处，但是你走对了吗？俗话说，人老腿先老。别小看这项人人都会的运动，如果方法不对，很可能适得其反。正确的健身步行应当是挺胸抬头，迈大步，每分钟走 60～80 米。上肢应随步子的节奏摆动，走的线要直，不要左拐右拐。

每天步行 30 分钟至 1 小时，强度以体质而定，一般以微微出汗为宜。步行运动忌穿紧身衣裤，忌在深夜、浓雾及空气欠佳的环境中进行。

步行锻炼"四要""四不要"

要每天至少快走 40 分钟，要在傍晚四五点最好，要选择松软有弹性的衣裤，要先做热身，量力而行。

不要边聊天边锻炼，不要边吃东西边走路，不要边玩手机边走路，你走对了吗？

（杨际沧）

3.4.7　下肢深静脉血栓康复注意事项

50 岁的张先生，总是觉得左腿走几步就有很明显的酸胀感觉，很是困扰，渐渐的出现左腿肿胀，开始并没有在意，没想到几天后，左腿肿胀得越来越厉害，由原来的小腿肿胀变成了整条腿都肿了。这下着急了，马上来医院做了下肢彩超，发现是得了下肢深静脉血栓了。

张先生入院后，自认为没什么大不了的，而且他认为脚肿了就需要靠活动来消肿，不顾医护人员指导，想下床活动，还想让家属给腿部按摩。其实，这是非常危险的行为。幸亏得到医护人员的及时制止。

得了下肢深静脉血栓该怎么做？

（1）非手术治疗的急性期患者要绝对卧床 10～14 天（大、小便都在床上解），患病的下肢垫软枕抬高，要高于心脏水平 20～30cm，并注意保暖。

（2）在床上活动时要避免动作过大，禁止按摩、挤压、热敷患肢，防止血栓掉落，沿着血管往上行游走，堵在肺动脉入口，造成肺栓塞。

（3）配合医护人员每日测量并记录患肢的周径，对比双下肢皮肤颜色、温度、疼痛、肿胀、足背动脉搏动等情况，并与以前的数据和健侧周径相比较，以判断治疗效果。

（4）使用抗凝或溶栓药物治疗期间，有一定的出血风险，可能出现便血、血尿、皮肤出血点、牙龈出血、鼻出血甚至脑出血等。如有出血、高血压、卒中等病史，请务必告诉医务人员。

（5）如若有胸痛、呼吸困难、血压下降等异常情况，应立即平卧，避免做深呼吸、咳嗽、剧烈翻动，同时立即告诉医护人员。

（6）绝对戒烟，以避免烟草中的尼古丁刺激引起静脉收缩，加重病情。

（7）平时吃低脂肪且富含纤维素的饮食，保持大便通畅，减少因用力排便腹压增高，影响下肢静脉的血液回流，不利于消肿。

（8）下床活动后使用弹力绷带或穿医用弹力袜，避免因弹力绷带包扎过紧而导致局部缺血或肢端水肿加重，建议购买合适的医用弹力袜，方便在家操作。

（9）对需手术治疗的情况，应遵医嘱尽快配合医护人员做好各项术前准备。

（龙　瑶）

3.4.8　医用弹力袜怎么穿最有效？

小王和小张是一个办公室的同事，最近小王发现小张上班都穿着一双丝袜，心想，一大老爷们怎么还穿女人的丝袜，不明原因的小王和办公室的同事议论纷纷，并未得出结论，还笑话小张是"丝袜控"。所以，只好带着疑问来问小张。小张听说后哭笑不得，只能耐心向大家解释。原来小张每天下班回家，双腿就会感到非常沉重、酸胀，而且到晚上就胀痛得更厉害，甚至还影响了睡眠。于是他就去医院看了血管外科，医生给他诊断为下肢静脉瓣膜功能不全。医生告诉他，穿弹力袜就可以预防和缓解下肢的不适症状。小张当时就想，一双袜子能有这么神奇吗？他将信将疑，很不情愿地穿上了。大概一个礼拜后，他发现两条腿的酸胀感果然比以前减轻了。所以，他就成了一个名副其实的"丝袜控"。

一双弹力袜为何会如此神奇

很多人认为弹力袜就是一双普通的袜子，其实不然，它是一种佩戴在下肢、具有促进静脉血液回流作用的纺织产品，全名应该叫作"循序减压弹力袜"，与一般丝袜有着很大的区别：弹力袜在脚踝部的压力最高，顺着腿部向上逐渐递减，在腓肠肌（小腿肚）减到最大压力值的70%～90%，在大腿处减到最大压力值的 25%～45%。这种压力的递减变化可模拟人体下肢的肌肉泵作用，促使下肢静脉血回流，有效的缓解和改善下肢静脉血流淤滞，使静脉功能不全的临床症状得到明显的改善，缓解由于静脉血栓、静脉曲张、轻度踝部肿胀、腿部疲劳、孕期水肿或淋巴水肿等相关问题引起的腿部不适。

故事中的小张是由于静脉瓣膜功能不全，静脉血流不能有效回流，血液滞留在下肢，久坐或久站后，淤积更为严重，因而晚上双腿感到非常的酸胀和沉重。小张穿上弹力袜后，血液回流得到改善，所以明显地感觉到双腿轻松了。

哪些人群适合穿弹力袜？

（1）长时间站立的人群：教师、厨师、营业员、空姐、美容师、发型师、外科医生、护士等高危人群。

（2）长时间静坐的人群：IT 人士、白领、公务员等办公室工作人员。

长时间站立或静坐：因肌肉疲劳和地心引力的原因，致使下肢血液回流不畅，血液黏度增加导致下肢静脉疾病。

（3）孕妇、长时间服避孕药的人群——怀孕时体内激素改变，血液量增长20%以上,胎儿和增大的子宫压迫盆腔静脉和髂静脉,妊娠期体重增加,腿部静脉压随之增大，造成下肢血液回流不畅，容易导致下肢静脉疾病。

（4）肥胖类人群——由于血液的内胆固醇和血脂高，血液黏度增加。

同时，因为体重超标、过重致使静脉血难以回流到心脏。所以，容易患下肢静脉疾病。

（5）已患下肢静脉疾病的人群——如静脉血栓、静脉曲张、血管畸形，由于静脉已经处于疾病状态，必须经过治疗方能改善，不能让病情继续发展。

（6）下肢深静脉血栓高发的人群——包括大手术后、恶性肿瘤、偏瘫、下肢骨折、严重感染病等患者，妊娠晚期的妇女和产妇、老年人等。

如何正确挑选一双适合自己的弹力袜？

弹力袜按外形分为长筒、短筒和连袜裤 3 种（图 3-25），短筒的弹力袜穿上时上端到膝下，长筒的弹力袜上端到大腿根部。一般而言，短筒弹力袜就可以提供必要的弹力支持，静脉曲张蔓延到大腿的患者可以选择长筒型，女性可以选择连袜裤。弹力袜外形上和普通的丝袜相似，丝毫不影响美观。

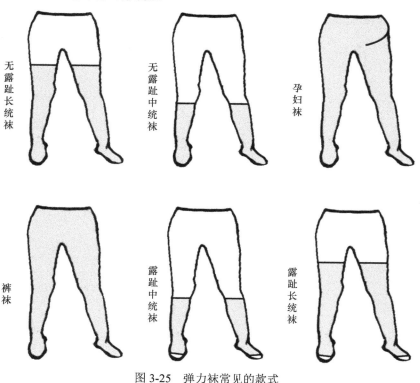

无露趾长统袜　无露趾中统袜　孕妇袜

裤袜　露趾中统袜　露趾长统袜

图 3-25　弹力袜常见的款式

　　按压力又分为治疗型和保健型 2 类。治疗型的弹力袜提供的压力较大，而保健型提供的压力稍低。

　　每种弹力袜有不同型号可供挑选，在选择适合自己弹力袜时，最好在医院或药店由专业人员测量腿部不同部位的周径后按照医嘱选择合适的型号。如果型号选择不合适，会导致弹力袜压力过低或过高，不仅起不到治疗效果，有时还会适得其反。

弹力袜是否需要 24 小时穿着？

　　穿弹力袜的最佳时间是在晨起之时，因为此时腿部血管系统处于启动最大功能的状态，肿胀还没有发生，直至晚上睡觉前才脱下。一般刚穿上弹力袜的时候可能会有些不适，但大部分人能慢慢适应。

如何穿戴和保养弹力袜才能延长它的使用寿命？

　　特别注意在穿或脱弹力袜时，不要让钻饰或长指甲刮伤弹力袜。请勤剪手脚指甲，在干燥的季节要预防脚后跟皮肤干裂，避免刮伤弹力袜。此外还要经常检查鞋内是否平整，防止异物造成弹力袜不必要的磨损。为了保持弹力袜特殊纤维的弹性，洗涤要用中性洗涤剂在温水中手洗，切勿使用漂白剂、热水，也不能机洗。不要用力拧干，用手挤压或用干毛巾吸除多余的水分，于阴凉处晾干，勿置于阳光下或人工热源下晾晒或烘烤。一般一双弹力袜可以使用一年左右。任何高质量的产品，只有精心的照料才能延长其使用寿命，达到最佳的使用效果。

（尹利平）